DES BAINS DE MER

DES BAINS DE MER

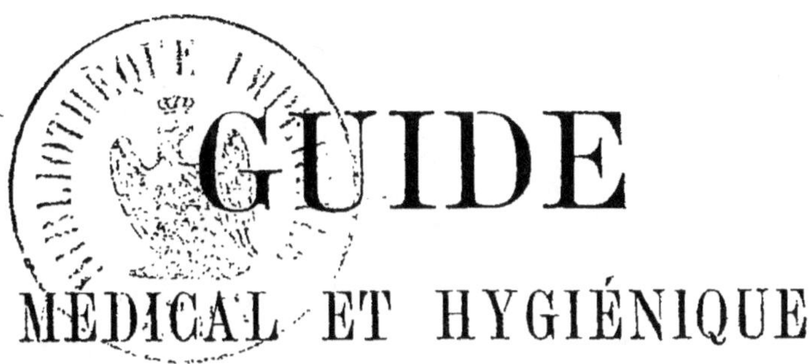

GUIDE

MÉDICAL ET HYGIÉNIQUE

DU BAIGNEUR

AUX PLAGES DE L'OUEST

PAR

LE D' GUSTAVE DROUINEAU

Ex-Médecin militaire, Médecin adjoint des Hospices civils de La Rochelle,
Secrétaire général de la Société de Médecine et de Chirurgie, etc.

PARIS

VICTOR MASSON ET FILS

Place de l'École de Médecine.

MDCCCLXIX

AVANT-PROPOS

—

Les Bains de mer ont acquis depuis quelques années et sous l'influence de causes diverses une importance très-grande. Devenues en quelque sorte de véritables *Thermes*, plusieurs de nos villes côtières sont visitées pendant la saison favorable par une foule nombreuse d'étrangers.

Les uns y viennent chercher le repos et la distraction, les autres un allégement à leurs souffrances, d'autres enfin la guérison complète et radicale d'affections souvent anciennes et rebelles à toute sorte de traitement.

a.

Cependant, il le faut avouer, bien que la médication marine ait acquis en thérapeutique un rang incontestable, on dirait, à l'indifférence et à l'insouciance de certaines gens, que cette médication est sans dangers et d'une complaisance à toute épreuve.

La plupart des baigneurs, en effet, ne consultent que leur goût ou les caprices de la mode, avant de venir se fixer à telle ou telle station. Des règles pour prendre leurs bains et *passer la saison*, ils n'en connaissent guère et ne supposent même pas qu'il en puisse exister de réelles. Et cependant, je le demande, quel est celui d'entre eux qui oserait se rendre sans avis ou sans conseil à une station thermale, quelle que pût être d'ailleurs son inocuité ?

Telle est, à mon sens, une grande faute, et que des auteurs même ont autorisée.

Ainsi, le docteur Constantin James dit sans preuve à l'appui : « C'est au malade de

» choisir la plage qui est le plus à sa conve-
» nance, et, sous ce rapport, je ne vois
» aucun inconvénient à se laisser un peu
» guider par la mode. » (')

La mode est une conseillère qu'il faut, en cette circonstance, laisser complètement de côté, et s'il est vrai que nous lui devons la vogue dont jouissent actuellement les Bains de mer, nous pouvons maintenant, tout en la remerciant de nous avoir fait cette révélation, l'écouter avec une très-grande modération et n'accepter ses avis qu'avec réserve.

Du reste, comme toutes les Eaux thermales, l'Eau de mer n'a dû sa faveur qu'au hasard et au caprice.

C'est sous Louis XV que grandirent les stations thermales. Aux beaux de Versailles, Mme de Châteauroux montrait le chemin de Plombières. Vichy recevait Mme de Sévigné,

(') *Guide aux Eaux minérales.*

et Mme de Maintenon conduisait le duc du Maine aux bains de Barége.

Mais l'eau salée inspirait toujours, ou à peu près, à toutes ces élégantes et à ces reines de la mode d'alors, la même horreur qu'à Mme de Ludre. On sait, en effet, que la belle Mme de Ludre ayant pris accidentellement un bain dans l'Océan, disait à Mme dë Grignan :

« Ah ! Zézu ! Ma sère de Grignan, la drôle de soze que d'être zetée toute nue dans la mer ! » (')

Ce cri, de pudeur pour quelques-uns, mais de peur pour bien d'autres, semble barbare aujourd'hui ; d'un excès on est tombé dans un autre, et si autrefois on fuyait la mer avec horreur, de nos jours on la recherche trop.

Et, comme le dit M. le Dr Decaisne : (")

('') Lettres de Mme de Sévigné.
('') *Guide médical et hygiénique du voyageur.*

« En France on abuse de tout, et principa-
» lement des plaisirs, à tel point que la mer
» est considérée par le plus grand nombre
» comme une panacée miraculeuse. On se
» fait à ce sujet les illusions les plus étran-
» ges, on croit que l'eau de la mer est inof-
» fensive : c'est une erreur très-grave ; il ne
» faut la considérer que comme un stimu-
» lant énergique dont on doit user avec une
» entière réserve, si l'on ne veut s'exposer
» à de très-grands inconvénients. »

Il convient donc de faire pour les Bains
de mer ce qui a été fait déjà pour les Eaux
thermales, c'est-à-dire vulgariser, répandre
autant que possible les règles qui dominent
l'hydrologie marine.

Ce n'est pas là, je le sais, faire œuvre de
science nouvelle ou s'épuiser en laborieuses
et pénibles recherches. C'est un travail en
tous points facile.

Mais, si j'ai pu, sans ajouter beaucoup

par mon expérience personnelle, réunir les
règles que des auteurs ont établies après de
longues années d'attention et de pratique,
les présenter d'une manière nette et précise, afin qu'elles puissent être connues
de tous, je croirais avoir rempli ma tâche;
et j'aurai atteint mon but en étant utile à
quelques baigneurs trop confiants dans l'i-
nocuité de la mer, ou trop indifférents à
l'égard de son énergique action.

DES BAINS DE MER

CHAPITRE PREMIER

CLIMATOLOGIE — Le Nord — L'Ouest — Le Midi — COTES DE L'OUEST — Plages — Falaises — Dunes — ATMOSPHÈRE — VENTS — Brises — EAU DE MER — CLIMAT MARIN.

De même qu'il est impossible de séparer dans le Bain de mer la plage où vient mourir le flot, du flot lui-même, de même dans l'étude de l'hydrothérapie marine, on ne peut consciencieusement considérer l'eau salée isolément et négliger les autres éléments qui, par leur ensemble, constituent le traitement marin.

En effet, côtes, plages, grèves, falaises,

air marin, brise ou vent, toutes ces nécessités du Bain de mer ont un rôle trop important pour qu'il soit permis de les taxer d'accessoires et de les mettre de côté. Nous en dirons donc quelques mots, mais en nous restreignant autant que possible.

Nos côtes se divisent géographiquement en trois régions, et cette division naturelle se trouve conforme aussi à la séparation des côtes suivant leur nature et le climat qui leur est propre.

J'emprunte à M. Dutroulau (¹) les notions météorologiques qui caractérisent chacune des divisions côtières.

« ..... La première, qui prend de l'embouchure de la Loire à Dunkerque, est très-irrégulièrement découpée, dans la première moitié surtout ; elle présente quelques plages plus abritées que les autres, mais son exposition générale au Nord-Ouest et sa latitude lui rendent le climat vif et saturé d'air marin. La température annuelle y est

____

(¹) *Dictionnaire encyclopédique des sciences médicales.*

de 10°, 9, celle de l'été et celle de l'hiver, de 17°, 6 et de 3°, 95, avec 13°, 6 d'écart; le vent dominant est le Sud-Ouest qui vient de l'Atlantique et souffle un tiers de l'année, et, après lui, le Nord-Ouest et le Nord-Est venant des mers situées plus au nord, vents toujours vifs et souvent violents, même pendant l'été; les pluies y sont fréquentes en toute saison. Ce climat est regardé par les météorologistes comme un climat égal, essentiellement marin et se rapprochant de ceux de la Hollande et de l'Angleterre; les étés n'y sont jamais très-chauds, les hivers tiennent le milieu entre les hivers doux et les hivers rigoureux.

» La seconde division s'étend de la Loire à la frontière d'Espagne et forme la partie centrale des côtes maritimes de l'Europe en même temps que de la France; elle suit une direction presque rectiligne du Nord au Sud et ne présente guère qu'une succession de plages plates et de dunes de sable, interrompues seulement par quelques baies ouvertes et des embouchures de rivières; l'exposition générale est à l'Ouest. Là, le climat est plus doux; on compte pour tem-

pérature annuelle 12°, 7, et pour moyenne
de l'été et de l'hiver, 20°, 6 et 5°, 0 ; le vent
dominant est encore le Sud-Ouest soufflant
de l'Océan Atlantique ; mais le dessin rectiligne de la côte diminue les points de contact avec l'air de la mer et affaiblit d'autant
le caractère marin du climat ; les bourras-
ques et les pluies sont d'ailleurs assez fréquentes dans ces régions, surtout en automne. En somme, ce climat tient le milieu
entre le précédent et celui de la division du
Sud.

» Celle-ci, baignée par la Méditerranée,
s'étend de l'Est à l'Ouest, entre l'Italie et
l'Espagne, exposée en plein Sud, et présente des différences notables de dessin et
de topographie, suivant les parties où on
l'observe. La moitié Ouest, formant le golfe
du Lion, est plate, sablonneuse, sans an-
fractuosités et coupée seulement par des
embouchures de rivières et des entrées d'é-
tangs entourées de marais très-étendus ;
tandis que la moitié Est, faisant saillie vers
le Sud, est très-escarpée et très-inégale-
ment découpée, formée par une succession
de caps et de belles baies sablonneuses,

et couronnées à petites distances par de hautes montagnes. Là, le climat, par ses hautes températures, se rapproche de celui des pays chauds pendant l'été, mais il est très-inégal par rapport à ses diverses saisons. La température annuelle y est de 14°, 8, celles de l'été et de l'hiver de 22°, 6 et de 7°, 5 ; mais ce qui le caractérise au point de vue hygiénique, c'est le vent sec et violent du Nord-Ouest qu'on nomme Mistral, vent continental, soufflant par séries de trois jours en moyenne et repoussant l'accès de l'air marin sur le littoral ; la sécheresse extrême des trois quarts de l'année n'y est compensée que par des pluies d'automne souvent excessives ; en un mot, le climat méditerranéen des côtes de France est beaucoup plus inégal et beaucoup moins marin que ceux du Nord et de l'Ouest. »

Ainsi donc, au point de vue de l'influence particulière de la côte et du climat qui lui est propre, il y a une distinction importante à établir entre les différents points du littoral ; et nous le verrons plus loin, l'air qu'on respire aux bords de la mer ayant des effets certains, il n'est pas inutile par conséquent de se rendre compte, en choisissant telle ou telle station marine, des conditions climatériques qui doivent s'y rencontrer, et concourir pour leur part à l'efficacité du traitement.

Au Nord, nous avons vu le climat égal, essentiellement marin, des vents vifs et un été peu chaud, dont la moyenne est 17°,6.

A l'Ouest on trouve un climat plus doux, marin mais adouci, un été dont la moyenne est de 20°,6.

Enfin, au Sud, le climat est plus inégal, moins marin et la chaleur plus élevée ; l'été ayant une moyenne de 22° 6.

On peut donc voir dans ces différentes conditions dont l'ensemble constitue évidemment une manière d'être particulière du climat, on peut voir là, comme des degrés dans ce qu'on pourrait appeler la thermalité de la médication marine et considérer qu'il y a (ce qui est juste au fond) de même que dans les Eaux thermales, des *sources* différentes qui ne conviennent pas

à tous les cas et dont il faut étudier séparé-
ment les propriétés.

Admettant comme utile cette division,
non pas en tant que séparation radicale des
propriétés des bains de mer de nos différentes régions côtières, (le principe de la
médication se retrouvant évidemment dans
toutes les stations), mais comme une gra-
dation nécessaire dans les effets qu'il faut
attendre du traitement marin complet, nous
restreindrons nos recherches à la zône tem-
pérée de l'Ouest qui nous est familière à plus
d'un titre, laissant à d'autres le soin de faire
connaître ce qui est relatif à leur climat et
à leur région.

COTES DE L'OUEST

PLAGES -- FALAISES -- DUNES

Les auteurs qui ont écrit sur les Bains de
mer accordent tous au choix de la plage
une certaine importance. Ils ont, en insis-
tant sur ce point, grandement raison, car
de sa nature dépend en partie la qualité ou
le genre de bains ; nous le verrons au reste

plus loin. En outre, il faut envisager la plage suivant qu'elle se compose de sable ou de galet, qu'elle est naturelle ou artificielle.

Les côtes de l'Océan, depuis les rochers escarpés de la Bretagne, sont, en partie, composées de falaises qui vont comme en déclinant vers le Sud, et entrecoupées çà et là de plages de sable. Ces étendues de sable se rencontrent le plus souvent au voisinage des rivières et des grands cours d'eau, ce qui s'explique aisément par les différents courants qui s'établissent entre la mer d'une part et les eaux continentales de l'autre.

Aussi, eu égard au littoral, les plages de l'Océan présentent les trois espèces que M. Bertillon [1] a décrites pour les côtes de la Manche : des plages à galets, des plages mixtes et des plages de sable. Ces différentes sortes de plages n'ont pas besoin de commentaires: elles s'expliquent d'elles-mêmes, et il suffit d'une simple promenade au bord de la mer pour comprendre de quoi elles se composent.

[1] *Union médicale.*

Chacune d'elles a ses avantages et ses inconvénients, et il est, à mon sens, vraiment inutile de vouloir donner à l'une plus qu'à l'autre une supériorité absolue ou un mérite particulier.

Les plages de sable ont le plus souvent la préférence, et il faut avouer que pour les baigneurs inhabiles ou inexpérimentés elles sont, en effet, préférables ; mais leur étendue a un inconvénient très-grand. Sur ces vastes plaines arides chauffées par le soleil, la mer monte avec lenteur et l'eau acquiert une température quelquefois élevée ; le baigneur suit les mouvements du flot majestueux, se rapproche sans cesse du bord et de la zône liquide dont la douce chaleur lui plaît ; somme toute, ce n'est souvent pas un bain froid qu'il prend ainsi.

En outre, il faut prendre garde à la mobilité dangereuse de ces masses sablonneuses. Les accidents les plus terribles, les drames les plus épouvantables s'y sont passés, et si la peur est une mauvaise conseillère quelquefois, la prudence, du moins, fait un devoir de signaler les dangers qui peuvent se rencontrer, là où rien ne les fait supposer.

Il existe, enfin, des plages artificielles, et par là j'entends celles que l'art et l'industrie ont rendues praticables et faciles. Il est inutile d'ajouter qu'elles appartiennent toujours à des établissements balnéaires d'une certaine importance, et par conséquent ces plages empruntent aux établissements eux-mêmes leur valeur et leurs agréments.

Dans ces conditions et sur nos côtes, la plage seule ne doit pas justifier du choix d'une station balnéaire; car ayant, à peu de chose près, partout même nature, elle n'entre plus que comme élément accessoire dans les conditions essentielles des stations maritimes de l'Ouest, et il ne faut en conséquence lui attribuer qu'un rôle secondaire.

Cependant il faut mentionner comme important le voisinage des dunes de sable. Dans quelques affections, en effet, au traitement marin lui-même, on peut ajouter l'arénation, et les dunes que l'on rencontre sur certains points du littoral se prêtent merveilleusement à cette médication. L'île d'Oleron, la Tremblade, les Landes sont à certains endroits couvertes de ces dunes, sortes de montagnes mouvantes, amassant avec un degré de concentration très-grand la chaleur solaire, conservant en outre les principes salins de la mer, qu'ils leur viennent de l'onde même ou de l'air chargé de vapeurs. Mais les bains de sable sont en général peu employés, et ils sont difficiles à supporter ; aussi n'est-ce que *d'une manière exceptionnelle* et *pour des raisons spéciales* que le voisinage des dunes de sable pourra faire choisir telle ou telle station maritime.

A ces considérations générales sur les plages du littoral, il convient d'ajouter quelques éclaircissements sur leur mode de formation.

La nature du sol et celle de la plage se relient intimement, et cette étroite solidarité a son explication scientifique.

Les sédiments marins, c'est-à-dire les matières, sables, galets ou vases qui constituent les rivages, ont trois origines et sont

formés soit par le transport des particules
terrestres, soit par l'usure des côtes, soit
par les corps organisés, usés et décomposés.

Les plus considérables sont ceux qui viennent de l'usure des côtes, et suivant M. Al.
d'Orbigny (¹) ils peuvent être représentés
par les dix-seizièmes de l'ensemble fourni à
l'Océan pendant une année.

L'action incessante de la vague est immense, insurmontable : rochers granitiques, grès ancien, argile ou calcaire, rien
ne résiste à sa puissance, et un seul exemple pourra en donner une idée.

La ville de Châtelaillon (Charente-Inférieure) était bâtie sur une falaise argilo-cal-
caire et, suivant les documents historiques,
elle existait encore en 1780. Aujourd'hui on
trouve, à plus de deux kilomètres en mer,
lors des basses marées, des débris de cons-
tructions qui témoignent seuls de l'existence
de la ville de Châtelaillon. Un fort bâti sur
cette même falaise sous le règne de Napo-
léon et qui en 1825 se trouvait encore à plus

(¹) Cours élémentaire de Paléontologie et de Géologie stratigra-
phiques.

de deux cents mètres du rivage, était, en octobre 1846, à moitié tombé avec la falaise qui le supportait (AL. D'ORBIGNY). *Il n'existe plus aujourd'hui.*

Non-seulement l'action violente de la mer, mais encore le balancement des marées use et ronge les côtes. Aussi trouve-t-on sur les rivages la trace manifeste de cette destruction constante, et c'est la plage elle-même qui la prouve.

En effet, sur le littoral, presque toute la Bretagne présente des cailloux granitiques ou des anses sablonneuses; la Vendée offre dans la baie de Bourgneuf, près de Beauvoir, des atterrissements vaseux considérables, puis des dunes et quelques roches granitiques jusqu'au golfe de Luçon, où de nouveaux dépôts vaseux couvrent une immense surface. Les côtes de la Charente-Inférieure sont couvertes par endroits soit de galets calcaires formant ces cordons littoraux si bien décrits par M. Elie de Beaumont (La Rochelle, Chatelaillon, etc.), soit d'anses vaseuses (les Trois-Canons, Marennes), soit des dunes comme à la Tremblade ; puis, au Sud de l'embouchure de la Gironde, les sables recommencent jusqu'à Bayonne (AL. D'ORBIGNY).

Les sédiments marins apportés par les affluents terrestres sont insignifiants pour les rivières et les petits cours d'eaux. La Seine donne quelque sédiment fin et un peu de sable. La Gironde et la Loire fournissent des sédiments fins et du sable en abondance.

Les sédiments fins et vaseux se déposent à l'abri des courants et des vents. Mais pour se déposer il faut qu'ils soient apportés par les courants, puis qu'il rencontrent un lieu propice, golfe ou anfractuosité où le manque d'agitation de l'eau leur permette de se précipiter.

Ainsi la plage est une révélation du sol, de l'eau, de sa tranquillité ou de son agitation, et la mer qui s'éloigne et quitte pour un moment le rivage qu'elle embrassait à l'instant de son énergique étreinte, laisse derrière elle un sublime enseignement. Elle

abandonne, comme le dit Michelet, (¹) « les
assises superposées où se lit l'histoire du
globe, en gigantesques registres où les siè-
cles accumulés offrent tout ouvert le livre
du temps. Chaque année en mange une
page. C'est un monde en démolition que la
mer mord toujours en bas, mais que les
pluies, les gelées attaquent encore bien
plus d'en haut. Le flot en dissout le calcaire, emporte, rapporte, roule incessam-
ment le silex qu'il arrondit en galets. — Ce
rude travail fait de cette côte, si riche du
côté de la terre un vrai désert maritime.
Peu, très-peu de plantes de mer échappent
au broiement éternel du galet froissé, re-
froissé. Les mollusques et les coquilles en
ont peur. Les poissons même se tiennent à
distance. Grand contraste d'une campagne
douce et tellement humanisée, et d'une
mer si inhospitalière. »

ATMOSPHÈRE.

L'atmosphère a plus d'importance que la
plage, car, à elle seule, elle renferme déjà

(¹) *La Mer.*

c

une partie des éléments de reconstitution qui font rechercher le traitement marin..

Avant tout, existe-t-il véritablement un air marin, une atmosphère propre à la mer ? A cette question il faut répondre avec réserve.

Au point de vue chimique, les modifications atmosphériques sont très-peu de chose et les nombreuses analyses qui en ont été faites dans un grand nombre de pays et de conditions différentes, laissent peu de doute à ce sujet.

Ainsi, sur 10000 parties d'air en poids, la proportion d'oxigène a varié entre 2258 et 2314 ; différence, 56.

L'acide carbonique se rencontre aussi partout, dans les plaines ou sur les montagnes, sur les mers et sur les continents.

Suivant M. Boussingault, la proportion d'acide carbonique, à Paris, varie entre 2,2 et 6,7 pour 10000 volumes d'air, et moyennement de 3,97.

On a pu comparer la composition de l'air

de la France, de la Nouvelle-Grenade, de l'Océan Atlantique et de la mer des Antilles.

	Oxigène.	Acide carb.
A Paris, près du Jardin des Plantes . .	2101,36	5,16
Au Havre, sur le quai.	2088,78	3,59
Entre le Havre et le port de Santa-Marta de la Nouvelle-Grenade.	2102,75	4,63
Pendant la nuit, durant cette traversée.	2097,41	3,46
Pendant le jour, idem.	2105,80	5,30

Il résulte encore des recherches de M. Lewy que, par un ciel couvert et pendant la saison des pluies, à Bogota, la proportion moyenne était 2099,54 pour l'oxigène et 4,57 pour l'acide carbonique, tandis que par un ciel découvert et pendant la belle saison la proportion moyenne était 2102,19 pour l'oxigène et 4,57 pour l'acide carbonique, d'où il semble résulter que les pluies prolongées dépouillent à la fois l'air d'une partie de son acide carbonique et de son oxigène.

Les très-nombreuses analyses qui ont été faites montrent que si les proportions des principes fondamentaux de l'atmosphère oxigène, azote, acide carbonique, ne sont pas rigoureusement constantes ; elles n'éprouvent que des oscillations comprises dans des limites extrêmement restreintes (GAVARRET).

Ce n'est donc pas, à proprement parler, dans la constitution chimique de l'air que nous trouverons l'élément qui le rend marin et, comme le dit M. Michel Lévy, les différences qui existent entre l'air maritime et l'atmosphère terrestre sont purement négatives.

Cependant l'air marin a du moins quelques propriétés particulières : une température plus constante, une quantité de vapeur d'eau également répartie, une lumière plus vive et plus d'électrisation.

Mais sur le rivage l'atmosphère maritime perd quelques-uns de ses priviléges, car elle vient se heurter contre l'air terrestre ; il faut, pour être exact, tenir compte de cette action, si l'on songe surtout aux accidents météorologiques, aux variations brusques, passagères ou périodiques, qui se font sentir sur le littoral et qui sont précisément la conséquence de la rencontre des deux airs.

Ainsi, l'air marin vient, sans cesse sur la côte, se mélanger à l'air continental chargé, suivant les lieux, d'émanations de toutes sortes, animales, végétales ou minérales ; c'est cette épuration de l'air terrestre par l'air marin qui donne à l'atmosphère du littoral ses propriétés bienfaisantes, propriétés variables suivant la proportion d'air marin qui arrive sur le continent et qu'y amènent les vents.

L'air marin possède encore, non à titre d'élément constitutif, mais à l'état de suspension, certains des principes de l'eau de la mer. Qui ne sait, en effet, qu'après s'être promené sur le rivage, les lèvres, les mains donnent à la langue et au goût une sensation salée particulière ; les plantes ont aussi sur la côte une saveur salée. Ce sel vient évidemment de l'atmosphère où il est tenu en suspension à l'état de poussière. Ce phénomène n'a rien qui surprenne ceux qui ont vu poudroyer l'eau dans les Thermes, au moyen d'appareils spéciaux. La même action se passe en mer par l'effet de la brise ou du vent, le mouvement de la mer, les vagues, etc.

c.

Il est vrai de dire que l'air marin a une odeur particulière. Cette odeur tient à deux causes, ou à la quantité d'eau pulvérisée que contient l'atmosphère, comme dans les gros temps, et alors que la mer déferle avec furie sur le rivage, ou lorsqu'elle se retire, aux émanations des varechs et des matières organiques qu'elle contient et qui, à marée basse, se répandent plus vives. Quand la brise se fait à peine sentir, et par ces accalmées, qui sont souvent le désespoir des marins, l'air est en effet bien moins odorant.

Parmi toutes les intéressantes questions qui peuvent se rattacher à l'étude de l'atmosphère maritime, telles que l'hygrométrie, la température, l'électricité, etc., mais qui nous conduiraient à une météorologie complète, une seule nous paraît plus réellement importante, c'est la pression atmosphérique.

L'air pèse, — et en vertu du principe de la transmission des pressions qui s'applique à tous les fluides, l'air exerce, dans toutes les directions, une pression mécanique dont l'intensité est mesurée par la hauteur de la colonne barométrique, et à laquelle les êtres vivants sont nécessairement soumis comme tous les corps placés à la surface de la terre. Cette pression, variable avec les circonstances météorologiques, est de 1033^{gr}. par cent. car. lorsque le baromètre marque 768^{mm}. (GAVARRET).

La surface totale du corps humain supporte donc un poids considérable : en moyenne 17900 kilogrammes. Mais ce fardeau nous accable peu, et ce chiffre n'a rien qui puisse nous effrayer; cette pression totale, exercée par l'atmosphère sur le corps humain, est la somme de toutes les pressions partielles, qui, agissant en sens contraire, se contrebalancent et se détruisent.

Mais si ce n'est à l'état de poids sensible ou de fardeau, la pression atmosphérique se fait néanmoins vivement sentir sur nos organes; s'exerçant à l'extérieur, elle refoule vers le centre les parties situées à la périphérie et lutte contre l'incompressibilité des liquides qui remplissent nos organes et contre la tension des gaz situés dans les cavités et les interstices splanchniques.

Cette lutte peut avoir, à être sagement conduite, de grands avantages pour le maintien de la santé. Aussi, a-t-on particulièrement étudié les effets de l'air comprimé sur l'organisme et cela dans des circonstances spéciales, comme la construction de certains ponts (pont de Kehl, à Strasbourg); on a observé aussi les effets des altitudes, et de ces études diverses, une science, ou plutôt une médication nouvelle, aurait pu surgir, — l'aerotherapie. Elle est, à la vérité, loin d'être faite, mais on conçoit très-bien comment certaines constitutions s'accommodant mal d'une pression minime, à telle ou telle élévation, peuvent se trouver bien de quitter l'altitude élevée qui leur est habituelle, pour venir sur les confins du littoral ressentir les effets d'une atmosphère plus pesante et plus riche.

VENTS — BRISES

Il nous faut, au sujet de l'air marin, parler du modificateur même de l'atmosphère, le plus puissant sans contredit, — le mouvement. Le *vent* n'est en définitive que l'air mis en mouvement sous des influences particulières. Nous ne pouvons parler ici des origines des vents ; du reste, tout le monde sait à quelles conditions météorologiques ils se rattachent et sur quels principes ils reposent. L'inégale distribution de la chaleur en est la source ; le principe général qui les régit se formule ainsi :

« Toutes les fois que deux régions voisines de la terre sont inégalement échauffées, il en résulte une rupture d'équilibre dans l'atmosphère, dont la conséquence est une circulation de l'air constituée par quatre courants de directions bien déterminées : — un courant ascendant au-dessus de la zône échauffée ; — un vent inférieur dirigé de la région froide à la région chaude ; — un vent supérieur dirigé de la région chaude à la région froide ; — enfin, un courant descendant qui complète le circuit et s'établit dans la région froide, à une distance variable de la zône échauffée. » (GAVARRET).

Les courants inférieurs sont appelés vents d'aspiration ; les supérieurs, vents d'insufflation.

C'est aussi dans les effets d'une répartition inégale de la chaleur que HALLEZ et HADLEY cherchaient l'explication des vents réguliers appelés *vents alizés*, et soufflant, les uns du Nord à l'Est, les autres du Sud à l'Ouest.

La même cause produit encore sur le littoral un phénomène bien connu des marins et qui a reçu le nom de *brise*.

« Il s'établit tous les jours, dit M. Gavarret, sur les bords de la mer, des vents réguliers connus sous le nom de *brises*, qui ne se font sentir qu'à une faible distance des côtes auxquelles leur direction est perpendiculaire, à moins que leur marche ne soit troublée par des vents accidentels. — Le matin, l'atmosphère est calme; vers huit ou neuf heures, le vent commence à souffler de la mer. Cette *brise du matin* ou *de mer* augmente successivement d'intensité jusque vers trois heures de l'après-midi, puis s'affaiblit et cesse complètement vers cinq heures. — Un nouveau calme s'établit et après le coucher du soleil le vent souffle vers la mer; cette *brise du soir* ou *de terre* dure jusqu'au lever du soleil, heure à laquelle elle a acquis son maximum d'intensité. La brise du matin a plus d'intensité et moins de durée que la brise du soir. La marche des nuages indique que ces brises ou vents inférieurs sont toujours accompagnées de courants supérieurs de sens inverse.

» La cause réelle de ces vents réguliers et périodiques est très-connue. Le matin, sous l'influence de la radiation solaire, le sol de la côte s'échauffe et atteint une température supérieure à celle de la mer, qui a conservé sensiblement celle de la nuit ; il s'établit alors au-dessus du sol un courant d'air ascendant qui, par aspiration, détermine un mouvement de l'air frais de la mer vers la terre. A partir de trois heures, la terre commence à se refroidir par rayonnement, tombe à la température de la mer; l'équilibre et le calme se rétablissent.—Mais après le coucher du soleil, la température de la terre s'abaisse au-dessous de celle de la mer; un courant ascendant s'établit au-dessus des eaux, et l'air de la terre se déplace par aspiration vers la mer. »

Il était utile d'insister d'une manière toute particulière sur ces phénomènes des *brises* de terre et de mer; car elles sont propres à tous les bords de la mer, mais surtout sensibles sur nos côtes, et il est bon que les baigneurs inexpérimentés soient bien avertis de ces changements fréquents de *brises* qui s'accompagnent de modifications sensibles dans la température atmosphérique. Ces variations sont le plus souvent inoffensives, et M. Michel Lévy [1] en exagère un peu les effets quand il dit : « Le contact de l'atmosphère maritime est généralement sain ; néanmoins, sur une limite qui se confond plus ou moins avec la ligne ondulée du littoral, elle entre en conflit avec l'atmosphère continentale, dont la température est moins constante, moins uniforme, et de là, en partie, la fréquence et la soudaineté des variations thermométriques et hygrométriques qui sont le fléau des ports de mer; de là encore, les vapeurs qui s'arrêtent et s'accumulent le long des rivages sous forme de brouillards qui rendent insalubre la navigation sur les côtes, la plus froide des deux atmosphères, maritime et terrestre, condensant les vapeurs de l'autre. »

[1] *Traité d'hygiène.*

Les vents les plus communs sur le littoral occidental de la France sont ceux d'Ouest et de Sud-Ouest. Saturés des vapeurs qu'ils balayent sur l'Océan, ils sont ordinairement pluvieux, surtout quand ils surviennent par une température froide qui précipite leurs vapeurs en pluies. — MICHEL-LÉVY. Mais c'est surtout à certaines époques de l'année et principalement avec les vents de Sud-Ouest.

EAU DE MER.

L'eau de mer mérite d'être connue par elle-même avant d'être jugée dans ses effets.

Par sa composition chimique, elle est en tête des *eaux chlorurées sodiques fortes.*

Les analyses les plus récentes établissent les proportions des principes minéralisateurs qui entrent dans l'eau de mer, et on a trouvé sur 1000 parties d'eau :

Dans la Manche :	Miahle et Figuier	32,65
id.	Bouillon-Lagrange et Vogel.	34,73
Océan atlantique :	Fauré (Bassin-d'Arcachon) .	38,727
id.	Bouillon-Lagrange et Vogel.	34,73
Méditerranée :	Usiglio	38,625
id.	Bouillon-Lagrange et Vogel.	36,90

Cette proportion de substances minérales varie peu et offre une moyenne variable de 34 à 35 environ.

Ces variations n'ont rien de surprenant et trouvent leur raison d'être dans le climat, la latitude, le voisinage des côtes, les cours d'eau, etc., etc.

Les analyses de M. Fauré [*], des eaux de l'Océan montrent ces variations dans un espace assez peu considérable.

SUBSTANCES CONTENUES DANS 1 LITRE D'EAU.	EAU DE MER RECUEILLIE A		
	ARCACHON Tr. limpide	CORDOUAN Très claire	ROYAN Conche de Foncillon, opaline
Chlorure de sodium............	27 965	27 265	25 650
— de magnésium........	3 785	2 892	2 365
— de calcium...........	0 325	0 630	0 502
Iodure et bromure.............	indéter.	indéter.	indéter.
Sulfate de magnésie...........	5 575	4 210	3 135
— de chaux.............	0 225	0 315	0 295
— de soude.............	0 485	0 225	0 185
Carbonate de chaux........... / — de magnésie......... \	0 315	0 325	0 364
Silicate d'alumine.............	»	»	»
Oxide de fer..................	»	»	»
Matière organique animalisée....	0 052	0 052	0 054
Vase........................	»	»	»
	38 727	35 905	32 550

[*] *Mémoire sur les Eaux du département de la Gironde.*

Le tableau précédent fait voir, outre ces variations, les divers éléments qui constituent les principes minéraux de l'eau de mer. Il prouve aussi qu'elle peut rivaliser, comme eau minérale, avec les principales sources chlorurées sodiques de France et de l'étranger : Salins (Jura), Salies (Haute-Garonne), Hambourg, Balaruc, Bourbonne-les-Bains, la Bourboule, Bourbon-Lancy, etc., etc. — Il ne manque à l'eau de la mer que la thermalité qui accompagne la plupart de ces sources.

Il est digne de remarque que l'analyse signale seulement des traces d'iode et de brôme, tandis que les eaux salines contiennent une quantité notable de bromure de potassium et que les varechs fournissent une grande proportion d'iode. Il existe aussi dans l'eau de mer une substance organique, sorte de mucosité, dont l'analyse n'a pu déterminer la nature exacte.

Les propriétés physiques de l'eau de mer sont connues de tout le monde. — Sa densité est assez grande, 1,0280 pour l'Océan.

Sa couleur est éminemment variable. — Dans un vase, quand elle est bien limpide, elle est généralement verdâtre; en masse elle prend des teintes variées, suivant l'état du ciel et son propre mouvement.

Elle a une odeur particulière, mais les émanations qui, sur les bords de la mer, viennent frapper l'odorat, appartiennent bien plutôt au rivage et aux matières organiques qui le recouvrent qu'à la mer elle-même. Ces matières organiques, végétales et animales, se putréfient rapidement et le résultat de leur décomposition est un mélange d'Hydrogène sulfuré et de Sulfhydrate d'ammoniaque. — Les varechs, les fucus et les autres plantes marines que la mer dépose sur le rivage exhalent en outre, du chlore, du brôme et de l'iode.

La présence de l'hydrogène sulfuré, comme produit de décomposition, n'est pas un fait extraordinaire ni remarquable; mais l'action délétère de ce gaz sur l'économie fait qu'il est important de savoir dans quelles circonstances et à quels endroits ce gaz se trouve en plus grande quantité.

Or, M. Daniell a parfaitement démontré, dit M. Dutroulau, [1] « qu'à l'embouchure des grands fleuves, le mélange des eaux salées et des eaux douces est accompagné de la production d'une quantité considérable d'hydrogène sulfuré. Ce gaz est d'abord tenu en dissolution dans les eaux où sa présence est facile à constater, et ces eaux, à leur tour, le cèdent à l'atmosphère. L'acide sulfhydrique produit dans ces circonstances est le résultat de la réaction exercée par les matières organiques en décomposition sur les sulfates que les eaux tiennent en dissolution. Quand on se rappelle que 1/1500 d'hydrogène sulfuré, mêlé à l'air, agit d'une manière toxique sur les petits animaux, il est permis de se demander si l'insalubrité des localités placées dans le voisinage des grands fleuves, ne reconnaît pas, pour une de ses causes principales, la présence dans l'atmosphère, d'une très-faible proportion de ce gaz délétère. »

On a remarqué aussi, sur certains points du littoral, dans les endroits couverts de marais d'eaux douces, que les maladies

[1] Loc. cit.

d.

miasmatiques prenaient une activité exagérée, si les eaux de la mer, faisant irruption, venaient se mêler aux eaux douces.

Là encore l'effet serait le même ; et cette cause sérieuse d'infection mérite une très-grande attention.

L'eau de mer a encore certaines qualités qui lui sont propres et qu'il importe d'examiner, telles que, mouvement, température, phosphorescence, électricité.

Mouvement. — Le mouvement est pour ainsi dire l'attribut de l'eau de mer particulièrement efficace dans le bain, et c'est, en quelque sorte, sa caractéristique comme eau thermale. Il ne faut pas, cependant, confondre le mouvement propre du flot avec les courants qui agitent les rivières ou les fleuves. — Il n'y a rien de comparable entre ces deux sortes de mouvements.

La mer obéit à bien des forces différentes; et toutes ces causes produisant des effets particuliers, il en résulte dans l'étendue immense de l'Océan des mouvements variés et divers.

Le phénomène des *marées* est bien connu ; c'est une des plus puissantes causes de l'agitation de la mer. Ce n'est pas le lieu d'expliquer en quoi il consiste ; mais disons seulement qu'il ne se fait pas sentir de la même manière sur toutes nos côtes.

La disposition des côtes, plages étendues ou falaises abruptes, anfractuosité ou baie, les endroits resserrés, les vents, les courants, modifient le phénomène de la marée et font que dans des lieux assez voisins il se manifeste d'une façon bien différente.

Au point de vue de la plage seulement, il est facile d'observer que, sur les grandes étendues sablonneuses dont la pente est insensible, la mer monte peu à peu, avec lenteur, et pour atteindre sa hauteur complète — la pleine mer — elle parcourt une distance très-considérable — aussi dit-on qu'*elle découvre beaucoup*.

Lorsqu'au contraire le rivage a une pente rapide, la mer, pour atteindre sa hauteur complète, parcourt un petit espace, mais s'élève rapidement et arrive dans ces endroits à une élévation considérable — dans ce cas *elle découvre peu.* — Ces différences entre les basses et les hautes eaux varient par conséquent avec les lieux.

C'est ainsi que sur notre littoral ces hauteurs donnent, entre la basse et haute mer, une moyenne de :

Pour le port de l'Adour . . . . . . $2^m 80$
Arcachon . . . . $3^m 40$
Cordouan . . . . $4^m 70$
La Rochelle . . . . $5^m 34$
Saint-Nazaire . . . . $5^m 36$
Le Croisic . . . . $5^m 00$

Dans les endroits resserrés, ces moyennes augmentent beaucoup, comme on le constate sur les côtes de la Manche.

Dans la Méditerranée, ce phénomène est à peine sensible.

L'action des vents ajoute une puissance très-grande au mouvement des flots; sur nos côtes en particulier, cette influence est presque constante, car les vents les plus ordinaires viennent de l'Ouest et du Sud-Ouest, c'est-à-dire de la mer.

Les *courants* agitent aussi l'eau de bien

des façons. Ces courants sont de différentes natures. Quelques-uns, bien connus des navigateurs, ont une direction précise et constante, comme le *Gulf-Stream*, — qui transporte sans cesse vers le pôle nord des masses considérables d'eaux chaudes venant de l'équateur ; d'autres sont plus superficiels, plus rapprochés des côtes, et tiennent à des accidents de terrain, au voisinage des îles — comme par exemple dans le département de la Charente-Inférieure, entre les îles de Ré, d'Oleron et les bords du continent.

D'autres agitations de la mer, d'autres mouvements tiennent, soit à des variations de température produites par le sol, soit à des changements de densité de l'eau—tous, mouvements irréguliers, variables, insaisissables, mais qui rendent la mer d'une mobilité constante et que les baigneurs perçoivent mieux encore que les meilleurs instruments de physique. A chaque instant le corps plongé dans l'eau ressent des sensations nouvelles : ici le chaud, là le froid, preuves non douteuses de ce changement et de cette mobilité perpétuels.

La mer n'est pas, à proprement parler, une eau thermale ; cependant on ne peut pas la considérer non plus comme une eau très-froide. Sur nos côtes, la température de l'Océan varie entre 18° et 25° ; bien des sources thermales n'atteignent que cette moyenne. Mais ce qui donne à l'eau de mer une thermalité si différemment appréciée par le corps humain, c'est la température ambiante, celle de l'atmosphère. Qui ne sait, en effet, après avoir pris quelques bains de mer, combien est variable l'impression ressentie en se plongeant dans l'eau ; suivant les circonstances, la mer semble froide ou chaude bien qu'en réalité la température de l'eau ait peu varié. — Il faut bien savoir cependant que l'air atmosphérique et la mer ont des rapports constants et cherchent, pour ainsi dire, à se mettre en équilibre, — cela est très-sensible sur certains points du littoral. Si une plage très-étendue, peu rapide, sablonneuse, ardemment chauffée par le soleil, échauffe beaucoup l'eau qui s'y glisse lentement au moment de la marée ; cette eau échauffée restitue ensuite à l'air une partie de cette chaleur acquise, et, entre ces trois éléments: Sol, Air, Eau, dans cette circonstance, comme dans bien d'autres, la plus grande solidarité existe.

Cependant, il est évident qu'il y a, suivant les circonstances météorologiques, entre la température de l'air et celle de l'eau, certains écarts faciles à constater et tenant à des causes particulières, locales, accidentelles.

Phosphorescence. — La phosphorescence de la mer n'étonne plus, et, tout en contemplant, par certaines soirées tièdes et orageuses, le sillage de feu des navires ou les brillantes lueurs que, çà et là, les vagues laissent après elles, le baigneur, sans se préoccuper des causes de ce brillant phénomène, se laisse aller au charme de ce beau spectacle. En effet, il n'est pas propre à la mer, et si dans l'Océan il se rencontre fréquemment, c'est que le mouvement de composition et de décomposition, en un mot la vie et la mort y sont tellement en jeu, que toutes les causes de la phosphorescence : électricité, matières organiques en voie de destruction, combinaisons chimiques, toutes ces actions s'y passent presque simultanément.

Electricité. — L'électricité de la mer ne saurait être contestée. Et, quand bien même ces lueurs phosphorescentes, si nombreuses par les temps d'orage, ne se feraient point voir, pourrait-on douter que la mer ne soit une source continue d'électricité. Les théories physiques de nos jours viennent trouver dans cette masse liquide, toujours en mouvement, sans cesse agitée, se décomposant et se reconstituant sans relâche, une application toute rationnelle et des plus évidentes.

En effet, l'électricité réelle ne ressemble en rien à l'idée qu'on s'en peut faire d'après les expérimentations des cabinets de physique. — Nous avons eu, dit M. Ferran [1], la satisfaction d'entendre M. Gavarret donner, à propos de l'électricité, des *explications* que nous citons dans leur vrai sens, sinon dans leur texte propre et qui, dans sa bouche acquéraient une signification et une

[1] *Examen de la Physique au point de vue de la Biologie.* 1865.

portée toutes particulières : « Il est bien entendu , disait l'éminent professeur , que pour nous l'électricité n'est pas un fluide ayant une existence prédéterminée et toujours identique, comme on le croyait autrefois, mais bien une manifestation du mouvement, c'est-à-dire un des modes variables du mouvement. »

— Mouvement, — principe capable de manifestations variées, électricité, chaleur, lumière, lesquelles se confondent dans la même masse ou sur le même corps, s'isolent ou paraissent s'isoler, — telle est la base nouvelle capable d'amener des solutions vraies dans les sciences physiques.

Quel est le corps plus susceptible des nombreuses applications de cette théorie, que l'eau de mer, eau minérale et agitée, obéissant sans cesse, non seulement à des mouvements de sa masse, mais encore à des déplacements moléculaires constants, de cause physique ou chimique ? Quel est le corps par conséquent plus capable de produire l'électricité, soit à l'état libre, soit à l'état combiné, et de lui servir de passage à l'un ou à l'autre ? Aucun, sans nul doute.

Telles sont, les propriétés et les qualités de l'eau de mer ; on voit qu'elles sont nombreuses et il n'est donc pas surprenant qu'elles soient susceptibles d'être utilisées dans bien des circonstances au bénéfice de notre conservation et de notre santé.

Cette application d'une substance qui ne saurait être inoffensive, par le fait seul qu'elle est éminemment active, va nous occuper sous sa forme la plus habituelle, — le bain de mer.

Il nous resterait évidemment, pour clore ce chapitre, l'examen du *climat* marin qui est en quelque sorte la synthèse obligée de l'analyse que nous venons de faire.

Mais le climat, quoique à peu près constant et uniforme sur nos côtes, offre de petites variétés suivant les localités, et nous réserverons cette partie de notre travail dans le chapitre même où nous nous occuperons des divers établissements élevés sur le littoral.

CHAPITRE DEUXIÈME

—

LE BAIN DE MER

Le Bain froid — Baigneurs et Malades — Conditions du Bain — Avant — Pendant — Après — Effets physiologiques des Bains de mer — Primitifs — Secondaires — Consécutifs.

Dans sa sublime exaltation de la mer, M. Michelet s'écrie : « Les plus précieux éléments de l'animalité terrestre sont richement dans la mer, entiers et invariables, salubres, vivants, en dépôt pour refaire la vie. »

» Donc, la science a pu dire à tous : « Venez, nations, venez, travailleurs fatigués, venez, jeunes femmes épuisées, enfants punis des vices de vos pères ; — approchez, pâle humanité, — et dites-moi, tout franchement, en présence de la mer, ce qu'il faudrait pour vous relever. Ce principe réparateur, quel qu'il soit, il se trouve en elle. »

Mais le poétique historien de la nature ne dit pas qu'il faut avec mesure demander à la mer les trésors de santé qu'elle renferme.

Cette pensée surtout doit inspirer le baigneur qui s'approche du rivage, car la mer a, comme les Thermes, *son action décisive*. Elle n'est point une panacée, et pas plus au loin que sur le bord de la mer, il ne faut jouer avec l'élément liquide.

Cette recommandation pourra paraître exagérée à bien des baigneurs intrépides pour qui la mer est devenue, à l'heure des brûlantes chaleurs, comme une nouvelle patrie, et qui y passent de longues heures à savourer les délices d'une eau limpide et toujours fraîche.

Mais ces exemples ne sont point à suivre; et, il le faut bien dire, pour ces baigneurs indisciplinés, l'habitation des côtes, l'habitude du climat marin et des bains froids ont émoussé, le plus souvent, les effets ordinaires des bains de mer et ici comme dans bien d'autres circonstances, l'habitude a conquis des droits qu'on peut respecter, mais qu'on ne doit nullement envier.

Pour nous rapprocher autant que possible de l'exactitude et de la réalité dans les faits, nous considérerons le bain de mer dans l'état de santé et dans l'état de maladie. Et de cette façon, nous verrons quelles sont les règles que doivent suivre les baigneurs qui demandent à la mer la distraction et le plaisir, et celles aussi qui doivent diriger les personnes plus éprouvées ayant à recouvrer soit la force, soit la santé.

Dans l'état de santé, le bain de mer doit être considéré comme un simple bain froid, et partant il faut se soumettre presque exclusivement aux lois qui dominent ce dernier.

Les plus importantes à rappeler sont celles que M. Fleury a formulées à la suite d'expériences nombreuses :

1° Une immersion *partielle* et prolongée (une demi-heure) dans de l'eau modérément froide (de 15 à 10 degrés centigrades), peut abaisser la température de la partie immergée, de la main, par exemple, de 19 et même de 23 degrés, de sorte qu'il n'existe plus entre la température de la surface vivante et celle du bain, qu'une différence de 1° 5 au profit de la première ;

2° Cet énorme abaissement de la température partielle reste sans influence appréciable sur la température générale du corps.

3° Une immersion générale et prolongée (25 minutes à 1 heure) dans de l'eau modérément froide (14 à 10 degrés centigrades), peut abaisser la température générale, prise sous la langue, de 4 degrés.

4° Cet abaissement général de la température se produit d'autant plus vite que l'eau est plus froide.

5° Un abaissement de 4 degrés dans la température du corps est une limite extrême au-delà de laquélle il devient impossible à l'homme de supporter la sensation douloureuse que provoque le refroidissement.

Voilà donc une limite que tout baigneur doit respecter et qu'il ne doit, en aucun cas, chercher à franchir. Et, grâce aux effets protecteurs de l'habitude, c'est véritablement la seule règle qui puisse être obligatoire.

Le bain de mer peut, en effet, suivant les circonstances, devenir très-froid, froid ou bien simplement frais ; le corps plus ou moins aguerri, se refroidit avec une rapidité très-variable, il s'en suit donc que les conditions du bain pour le baigneur de fantaisie sont diverses, et qu'il est impossible de donner dans chaque cas des indications précises. — Mais la limite extrême est au contraire bien définie et au-delà d'un certain refroidissement, il faut s'abstenir et se hâter de sortir de l'eau. Cependant, autant que possible, on ne doit pas attendre cette dernière impression d'un froid vif, elle est plus nuisible qu'utile, et il vaut beaucoup mieux la prévenir que se laisser surprendre par elle. Chez certaines personnes, en effet, la sensibilité émoussée par l'habitude, est indifférente à l'impression du froid à l'entrée, mais il n'en est plus de même à la sortie , et si la réaction n'est pas aidée par la marche, un exercice quelquefois violent, elle est souvent très-longue à se produire.

Pour les baigneurs par caprice ou par fantaisie, à part cette règle presque absolue, les lois de l'hygiène générale des bains de mer sont les seules qu'ils doivent rigoureusement observer. Seulement il est utile de se bien entendre sur cet état particulier de la santé qui permet d'user du bain de mer en toute liberté sans autre règle que le plaisir, et qui n'en comporte pas l'usage comme une nécessité. Cet état est bien plus rare qu'on ne le pense, et parmi le grand nombre de baigneurs qui viennent à nos stations maritimes, il en est, en somme, fort peu qui soient en droit de se placer dans cette catégorie.

Bien des affections passagères, bien des états particuliers de l'organisme, s'alliant avec un fonctionnement assez régulier de tous les organes , ne constituent pas des maladies, et de cette santé, apparente ou réelle, ne résulte pas directement le droit d'user, à son gré , des bains de mer. Car il arrive souvent que, sous l'influence de l'action puissante de la mer, l'organisme fait des révélations fàcheuses, et tel organe qui paraissait régulièrement fonctionner, dénote alors des irrégularités inquiétantes. — On ne saurait donc trop mettre en garde contre les effets possibles des bains de mer, les baigneurs indifférents ; qu'ils s'écoutent bien dès les premiers bains, surtout, qu'ils ne les prennent qu'avec précaution, et au moindre doute, qu'ils n'hésitent pas à se rendre compte d'une manière certaine si les bains leur sont utiles ou nuisibles. Car l'emploi trop prolongé d'un agent aussi puissant ne saurait être, dans ces cas, que funeste et pourrait avoir de graves inconvénients.

Le nombre des baigneurs qui recherchent les bains comme agent thérapeutique et réparateur, est le plus grand, cela est certain ; pourtant si l'on songe à cette population élégante qui se presse chaque été dans les salons et casinos de nos stations maritimes, on est vraiment surpris d'un pareil langage. Quoi, tant de malades sous de telles apparences de fraîcheur, de santé même ! Quoi, toute cette population active, ardente au plaisir, forte à la fatigue, est moribonde! Qui le croirait? Personne assurément.

En effet, il n'est pas question ici de maladies, dans le sens ordinaire et banal du mot, et d'affections qui pour ainsi dire *sautent aux yeux*; il ne s'agit pas non plus de ces organisations épuisées ayant les apparences d'ombres plus que de corps et qu'un souffle pourrait renverser. Non certes! Mais que de faiblesses, que de forces perdues, que d'anéantissement dans ces constitutions belles quelquefois pour l'œil inhabile et inexpérimenté! Sous ces enveloppes trompeuses, que de mauvaises habitudes, que de germes funestes sont souvent cachés. Ici l'anémie commence ses ravages, là la chlorose prépare son triste cortége de symptômes; ailleurs, un lymphatisme exagéré donne une brillante corpulence qui, plus tard!.... Evidemment il y a là une grande place à faire à tous ces baigneurs non malades, il est vrai, mais qui, sans la bienfaisante intervention des bains de mer pourraient voir, tôt ou tard, leur organisation se débiliter et la maladie faire sa première apparition sous une forme ou sous une autre. Cette catégorie de baigneurs est considérable, et elle est facile à reconnaître. Surprenez-vous, en passant près d'un groupe, ces mots jetés en riant sous des pins odorants ou sur la plage brûlante : — Je m'en trouve fort bien; — je me porte bien mieux, — c'est un véritable plaisir, etc., etc. Toute cette joyeuse indifférence avait, suivant l'heureuse expression de Michelet, quelque chose à demander à la mer, et la mer bonne et généreuse, le donne. Aussi la joie renait, le bonheur vient, la santé reparait. Mais pour que l'eau réparatrice de la mer donne à toute cette population maladive, languissante, faible et débile, ce qu'elle lui demande, il faut prendre la mer au sérieux et ne pas jouer capricieusement avec cette puissante médication.

Nous allons donc passer en revue les règles principales du bain de mer dans les conditions les plus ordinaires, puis nous en verrons les effets physiologiques.

AVANT LE BAIN.

Il faut d'abord se faire à soi-même, sinon une règle, mais du moins une sorte d'habitude dans le choix de l'heure du bain.

HEURE DU BAIN

Sur tous les points du littoral, la mer montante, la pleine mer, et la mer descendante donnent une latitude assez grande pour être presque toujours libre du choix de l'heure. A part, en effet, les deux extrêmes de la marée, nul moment n'est essentiellement préférable. Les vrais baigneurs, cependant, choisissent le moment où la mer, commençant à perdre, laisse sur le rivage les végétaux et débris organiques qu'elle avait poussés devant elle en montant. — Mais c'est plus là affaire de délicatesse et de raffinement que d'opportunité et de nécessité réelle.

Il est essentiel d'être à jeun, et malgré les rares exemples de baigneurs imprudents qui ont pu se plonger impunément dans l'eau au sortir du repas ou peu après, il faut bien se garder de trop de précipitation et laisser la digestion faire son œuvre en repos. La sensation de faim que quelques personnes éprouvent en se baignant un peu tard, n'est pas à rechercher non plus et il faut l'éviter surtout pour les jeunes personnes et les enfants. Le plus sûr moyen est de choisir, autant que possible, pour heure du bain, le moment le plus convenable entre le déjeûner et le dîner, — tout en se réglant sur la marée.

Quelques auteurs, M. Dutroulau, par exemple, considère que l'heure la plus propice pour le bain, est celle qui sépare les deux déjeûners, c'est-à-dire entre neuf heures et midi.

Sur nos côtes où les brises régulières de terre et de mer apportent, dans la température de grandes différences, les bains du matin sont sensiblement plus froids que ceux du soir, c'est-à-dire entre trois ou quatre heures de l'après-midi. Aussi, bien des baigneurs les trouvent moins agréables; cependant il est de toute évidence que cette raison seule, l'agrément, ne peut les faire proscrire, et que, dans certains cas, on doit passer par-dessus une sensation un peu vive.

Mais, en général, les bains de l'après-midi sont préférables.

L'heure fixée, il faut se préparer au bain. Cette préparation consiste en un exercice modéré, ayant pour but de réveiller l'activité circulatoire, et de donner à la peau une température faiblement élevée. Une transpiration trop abondante serait un excès inutile et on doit se garder d'exercices violents et susceptibles de couvrir la peau d'une trop grande moiteur.

Cette modération semble difficile à obtenir quand il s'agit des ardeurs de l'été et de l'heure la plus chaude du jour; mais rien n'est plus facile dans les établissements ornés de jardins ombragés où l'air de la mer circule librement et où l'on vient respirer l'atmosphère maritime avant d'aller se plonger dans l'Océan.

COSTUME

Après cette première initiation de la mer par l'air marin, et cet exercice modéré qui a comme réveillé la sensibilité tactile du corps, il faut revêtir son costume de bain. Ainsi l'exigent l'usage et les convenances.

Quelques auteurs se font, au sujet du costume, une guerre courtoise, les uns, le défendant, en déclarent l'utilité tandis que d'autres la contestent et le proscrivent.

Utile ou non, le costume est de toute nécessité dans nos établissements de bains, et on ne peut se soustraire à cette règle de la décence. Mais le costume ne doit, d'aucune manière, gêner les mouvements du corps ; il faut au contraire qu'il soit fait avec assez d'ampleur pour ne pas, une fois mouillé, se coller sur le corps ; il doit être d'un tissu souple et assez léger pour que l'eau le traverse entièrement et se mette en contact constant avec la peau.

Dans les établissements ou baigneurs et baigneuses se confondent sur le rivage ainsi que dans l'eau, un costume de forme unique et presque semblable fait de laine légère et de couleur foncée, a été généralement adopté. Mais dans quelques-uns où la séparation a été rigoureusement observée entre les baigneurs des deux sexes, on voit encore se continuer l'usage des caleçons de bains, costume que préfère M. Dutroulau, ainsi que bien des baigneurs, et qui me paraît être aussi plus approprié au bain de mer. Un abri convenable pour protéger de l'action du soleil est aussi très-nécessaire, et c'est, à mon avis, une partie essentielle du costume.

Bien préparé et entièrement disposé à prendre le bain, il faut revêtir promptement son costume et se hâter de se mettre à l'eau. Les meilleures dispositions des *cabines* ou *tentes* des baigneurs, qu'elles soient mobiles ou fixes, rapprochées ou éloignées de la mer, ne sauraient préserver des ardeurs du soleil. Il faut donc faire un aussi court séjour que possible dans sa tente. Si la chaleur du corps est considérable, la transpiration abondante, on doit se contenter de s'essuyer rapidement avec un linge sec; mais il est inutile d'attendre que la température du corps se soit abaissée et que l'on s'aperçoive d'une sensation de fraîcheur. Nous l'avons déjà dit, en effet, le corps un peu animé par l'exercice est plus disposé à recevoir l'impression salutaire de l'eau que lorsqu'il est déjà refroidi ; mais un excès serait nuisible, et si la transpiration était trop abondante, cela deviendrait un danger. Il faut donc s'essuyer promptement. Cette précaution prise, le moment est venu d'entrer dans le bain.

DANS LE BAIN

L'entrée dans le bain est véritablement un des plus amusants spectacles qu'offre la plage. Les uns, pleins de courage, se précipitent en courant dans l'eau ; les autres, plus timides, y vont avec précaution, commençant par la plante du pied, et finissant, à grand'peine, à se plonger tout entiers. D'autres se font verser des baquets d'eau sur la tête, quelques-uns se roulent sur le rivage humide, se frottent de sable ou s'humectent peu à peu avec leurs mains préalablement mouillées. Enfin chaque baigneur semble avoir son habitude particulière et un parti-pris bien prononcé pour faire son entrée dans l'eau.

De toutes ces manières, la meilleure, sans contredit, consiste à se mettre en contact immédiat avec l'eau. Mais, suivant les dispositions individuelles, on doit prendre quelques précautions ; les baigneurs habitués entreront courageusement dans l'Océan. Si la plage est plate, aussitôt qu'on a atteint une certaine profondeur, il faut se faire jeter de l'eau sur la tête et se faire faire d'abondantes *affusions*. Si elle est rapide et que la hauteur de la mer le permette, on peut s'abaisser en pliant les genoux, de façon à disparaître sous l'eau, — un instant seulement, — ou, si pareil courage manquait à une baigneuse ou à quelque baigneur pusillanime, il faudrait demander à un guide le secours de ses bras et se faire plonger horizontalement entre deux eaux.

Pour les enfants on doit être très-réservé. Quand l'immersion brusque les effraie, leur fait pousser des cris, lorsqu'ils s'attachent avec terreur au cou de ceux qui les conduisent ou qu'ils se font traîner sur le rivage, il vaut mieux renoncer aux bains que de les leur faire prendre dans de semblables conditions. Avec un peu de douceur, de gaîté, en les arrosant légèrement et peu à peu, leur frottant le dos et la poitrine, faisant enfin du bain de mer un jeu et non une peine, l'enfant plus familiarisé et moins craintif, retirera de son bain de salutaires effets.

Quand on se trouve sur des plages sablonneuses où la mer arrive par une pente insensible, on peut laisser les enfants jouer à leur aise sur le sable. Rien ne leur est plus profitable que ce libre exercice qui les familiarise promptement avec les bains et leur enlève toute crainte.

Une fois la première impression produite et l'entrée dans le bain accomplie, le baigneur n'a plus rien à redouter, et il peut savourer, tout à son aise, les délices de l'eau froide. Néanmoins, il ne doit pas rester immobile et se contenter d'avoir le corps plongé dans l'eau; il faut, au contraire, qu'il se donne le plus d'activité possible. C'est alors que la natation rend de véritables services. Agrément et utilité, elle offre des ressources infiniment précieuses pour le baigneur.

Aussi, les enfants et les personnes qui ne savent pas nager ne doivent pas hésiter à apprendre cet exercice, car il n'en est pas de meilleur. Il est loin d'en être de même pour certains mouvements que se donnent quelques baigneurs timides et surtout bien des baigneuses. Beaucoup, en effet, s'accrochent à une corde ou à un poteau, ou se tenant par la main, sautent sans cesse au même endroit et de telle façon qu'une moitié du corps est toujours hors de l'eau. Ce n'est point là un exercice suffisant et surtout efficace.

Quelques baigneurs se contentent de subir les chocs des lames, de se jouer avec elles en se précipitant en avant ou en fuyant devant elles.

Ce jeu plus salutaire, mais plus dangereux quand la plage est rapide et la houle puissante, doit être toujours interdit aux enfants, et les baigneurs, plus robustes ou plus expérimentés, ne doivent s'y livrer qu'avec prudence.

Mais quelle que soit la manière dont on agisse, *il faut agir et se tenir toujours dans l'eau.*

Dans quelques établissements pourvus

d'appareils spéciaux, tels que planches, radeaux, canots, etc., on voit souvent des baigneurs sortir de l'eau, puis y entrer, et répéter ces manœuvres d'une manière incessante, passant ainsi plus de temps exposés aux ardeurs de l'air qu'à l'influence de la mer. Cette pratique habituelle aux baigneurs expérimentés, familiarisés depuis longtemps avec l'eau de mer, ne doit pas être suivie par les gens trop sensibles à l'impression du froid et surtout trop ignorants des effets du bain. Ceux qui cherchent par ces moyens à fuir une sensation qui leur est désagréable ou qui espèrent ainsi s'y habituer, se trompent et commettent une grave imprudence. Car une fois réchauffés par le soleil, quand ils se replongent dans l'eau, la sensation pénible se renouvelle et quelquefois même plus forte. Il vaut mieux, dans ce cas, se retirer sans hésitation. Pour les baigneurs expérimentés, ces manœuvres ont évidemment moins d'inconvénients, mais elles sont loin d'être nécessaires et occasionnent souvent, même aux plus robustes, de la lassitude et de la fatigue.

DURÉE DU BAIN

Savoir sortir de l'eau, et par conséquent limiter la durée du bain, est une des lois les plus importantes que doit s'imposer un baigneur. Cet instant décide des effets ultérieurs du bain. C'est donc un moment solennel.

Cependant, la sortie de l'eau semble presque toujours plus triste que l'entrée. Le corps mouillé, gêné par un costume embarrassant par sa simplicité même, grelottant, chacun regagne sa cabine en courant, — celui-ci claquant des dents, celui-là cyanosé et tout violet; toutes ces physionomies attristées et refroidies inspirent de la défiance pour le bain de mer et ne font guère supposer que ce puisse être un vrai plaisir. C'est que bien souvent le bain est de trop longue durée et le corps a ressenti dans l'eau un froid trop grand. Il faut éviter ce frisson ultime du bain de mer et se guider, avec soin, sur les sensations qu'on éprouve dans l'eau.

Dès que la première impression a été produite, la sensation de froid ne se continue pas, la réaction commence déjà et un certain équilibre s'établit entre la température du corps et celle de l'eau. Mais, suivant les lois ordinaires des bains froids et dont nous avons déjà parlé (page 50), le refroidissement continue à s'opérer, et si on n'y prend garde, l'abaissement de la température du corps devient tel que le froid saisit vivement et peut devenir, par son intensité, impossible à supporter. Il ne faut pas attendre ce dernier moment et surtout ne pas chercher à surmonter cette sensation. L'effet du bain est déjà produit — au moins en partie, et lors même que cette impression se serait fait ressentir peu d'instants après l'entrée dans l'eau, — il faut se retirer.

En présence de ce principe qui est absolu et ne comporte aucune exception, pas même pour les baigneurs expérimentés, on comprend qu'il est difficile de préciser, d'une façon rigoureuse, le temps que doit durer un bain de mer. Chaque baigneur aura sa limite propre et chacun devra se conformer rigoureusement à la loi que nous énoncions tout à l'heure. Ce qu'on a remarqué de plus habituel, c'est que le bain varie entre *cinq* à *vingt* minutes. — Les enfants, suivant leur âge, ne peuvent guère dépasser *trois, cinq, dix* minutes. Enfin, pour quelques organisations fortes ou déjà familiarisées, le bain peut durer une demi-heure et une heure. Mais cette dernière limite est exceptionnelle et n'appartient qu'à un petit nombre d'heureux baigneurs.

APRÈS LE BAIN.

Enfin, le bain est pris et n'ayant pas attendu que le froid vous saisisse et vous pénètre, vous sortez donc avec une certaine sensation de fraîcheur, et vous regagnez, en courant, votre tente. Quelques personnes, dit M. Dutroulau, se trouvent bien de se faire verser quelques seaux d'eau sur la tête avant de sortir tout-à-fait; mais se faire lancer avec force cette eau sur les parties qu'on croit fortifier en imitant les douches est une pratique aussi puérile qu'inutile. — Et j'ajouterai qu'il faut s'en abstenir, car toutes ces petites manœuvres augmentent le refroidissement déjà assez

grand au sortir de l'eau et nuisent à la réaction. Une autre pratique fort usitée dans
les Bains de mer du Nord, et qui l'est
moins sur nos côtes, doit aussi être rejetée,
à mon avis, comme inutile. — C'est le bain
de pied *chaud* que bien des baigneurs considèrent comme une nécessité en sortant
de l'eau. Cette coutume est loin d'être ap-
prouvée par tous ceux qui ont écrit sur les
Bains de mer. Pourquoi ces bains de pied?
demande M. Feldmann [¹]. On serait peut-
être embarrassé d'en donner une bonne
raison médicale, ajoute-t-il; et, de fait, au
motif qui a été allégué en faveur de cette
pratique et qui consiste à considérer le bain
de pied chaud comme un révulsif propre à
dissiper la congestion de la tête, à cette
raison seule, on peut faire bien des objec-
tions assez sérieuses pour être autorisé à
regarder ce moyen comme utile seulement
dans les cas où la réaction tardant trop à se
faire, il convient de rappeler la circulation
et la chaleur aux extrémités. — Ce ne serait
donc qu'un moyen thérapeutique à utiliser
dans le cas d'une réaction incomplète, mais

[¹] *Union Médicale.* — 1858.

3

non un adjuvant indispensable du bain de mer. — Du reste, sur nos côtes, les bains de pied froids sont employés pour débarrasser du sable et des petits graviers, et les bains chauds ne sont que d'un usage exceptionnel.

On doit se vêtir promptement et n'apporter à s'essuyer qu'un soin médiocre. Quelques baigneurs ont l'habitude de s'envelopper d'un vêtement léger appelé *peignoir* et de se promener, ainsi vêtus, sur la plage. Cette pratique n'a rien de mauvais, la chaleur du soleil sèche rapidement le corps et commence déjà la réaction. Mais les vêtements dont on se sert généralement pour cet usage sont trop légers et il serait bon qu'on employât des étoffes plus épaisses qui, enveloppant le corps tout entier, ramèneraient plus sûrement la chaleur sans exposer au refroidissement et aux influences de la brise ou du vent.

Une observation qui a aussi son importance, et qui s'adresse en général plus aux baigneuses qu'aux baigneurs, a rapport au temps qu'il faut mettre à s'habiller; car ces abris, cabines ou tentes, que l'industrie la mieux entendue ne saurait rendre hospitaliers, sont de véritables étuves que l'on doit fuir le plus tôt possible.

Aussitôt habillé, il faut abandonner sa tente; et, remontant sur le rivage ou demeurant sur la plage, si elle est assez vaste pour pouvoir servir de promenade, ou bien, quittant tout-à-fait le bain pour retourner à ses affaires ou à ses occupations, le baigneur doit, dans un cas comme dans l'autre, se donner de l'exercice.

Quand les établissements possèdent de beaux et grands jardins sur le rivage même, comme La Rochelle a la bonne fortune d'en avoir, rien n'est plus facile que d'arriver d'une manière agréable à cette réaction nécessaire du bain de mer.

Pour ceux qui en sont privés, la plage seule, le plus souvent, sert de promenade aux baigneurs après le bain; — là le seul inconvénient est le soleil, dont l'influence peut être quelquefois pernicieuse et donner dans certains cas une trompeuse apparence de réaction quand celle-ci n'est, au contraire, qu'incomplète et non achevée.

Ceux qui abandonnent le bain pour reprendre leurs occupations et leurs travaux, prennent le plus souvent, pour parcourir la distance qui sépare le bain de leur lieu de travail, un exercice forcé qui amène progressivement la réaction recherchée ; et, quand ils sont arrivés à leur destination, elle est complètement terminée.

Nous le verrons plus loin, cette réaction est tellement nécessaire et a une telle importance dans le bain de mer, qu'il faut apporter la plus grande attention à ce qu'elle se fasse toujours.

Un bain de mer sans cette action consécutive, générale, n'est point un bain possible, un bain salutaire ; et, à ce sujet, qu'il me soit permis de le dire : bien des baigneurs ont mal jugé des bains de mer et de leurs effets sur eux-mêmes, en les prenant dans de mauvaises conditions et surtout en ne tenant pas un compte assez important de ce qui doit se passer hors de l'eau.

Dans l'eau, le bain commence ; mais il ne se termine pas en la quittant ; il n'est véritablement achevé que lorsque la réac-

tion est terminée; souvent elle est longue à
se faire, et, chez quelques individus, elle
demande quelquefois plusieurs heures.

Il faut donc se bien pénétrer de cette importante vérité et se garder de condamner
trop sévèrement les bains de mer parce
qu'on subit vivement leur influence ou que
le corps est lui-même lent à réagir.

Bien que la réaction naturelle, c'est-à-
dire celle que le simple jeu des organes,
légèrement stimulés par l'exercice, amène
peu-à-peu, soit la plus salutaire, dans les
cas où elle tarde à se manifester, il convient
de l'aider par quelques moyens. Un peu de
vin généreux, sucré, froid ou chaud, est
une excellente boisson, et je connais beaucoup de baigneuses expérimentées, de
mères prudentes, qui ne vont jamais
prendre leurs bains, seules ou avec leurs
enfants, sans se munir de cette salutaire
boisson.

Voilà dans les conditions les plus ordinaires, quelles sont les précautions qui
doivent être prises avant, pendant et après
le bain.

Plus loin, quand il s'agira de maladies particulières, nous indiquerons les exceptions que peuvent comporter certaines affections, ou les indications spéciales qui résultent de quelques états morbides.

EFFETS PHYSIOLOGIQUES
DES BAINS DE MER.

Il convient d'examiner maintenant l'action sur l'organisme du bain de mer, et d'abord, les effets physiologiques, normaux, dans l'état de santé.

Avec tous les auteurs qui se sont occupés de cette question, il faut étudier l'action immédiate du bain à l'entrée, puis l'effet consécutif hors de l'eau — c'est-à-dire la réaction — et, en dernier lieu, les effets généraux produits sur l'organisme par l'action prolongée des bains. — Nous examinerons donc :

1° *Les effets immédiats ou primitifs;*
2° *Les effets médiats, réactionnels, secondaires;*
3° *Les effets généraux, consécutifs.*

EFFETS PRIMITIFS IMMÉDIATS.

Le bain de mer produit, comme premier effet, les mêmes actions que le bain froid. — Cette immersion dans l'eau donne un frissonnement général avec malaise, puis une oppression épigastrique, une suffocation momentanée avec constriction du thorax. — Les extrémités sont plus ou moins engourdies, la tête semble vivement serrée, la respiration et la circulation se ralentissent, la peau se mamelonne (*chair de poule*). Ces premiers effets, qui se produisent presque instantanément dès l'entrée, sont la conséquence du reflux subit du sang qui, sous l'action du froid, quitte la périphérie pour se rejeter au centre. — Mais ces phénomènes pénibles, quelquefois douloureux, s'apaisent assez rapidement au bout de quelques instants d'immersion, l'équilibre des grandes fonctions, si brusquement interrompu, se rétablit peu à peu : la respiration devient plus libre, la circulation plus rapide, et avec elles la chaleur. Alors les extrémités se dégagent, les forces musculaires moins anéanties sont réveillées et excitées aux mouvements par cette douce chaleur ; alors, enfin, naît la sensation de bien-être si recherchée et qui fait si rapidement oublier les pénibles impressions du premier moment.

Cette réaction, commencée spontanément quelques minutes après l'immersion, se continue d'elle-même, si l'on a soin de sortir du bain avant qu'une nouvelle concentration se produise. Nous l'avons dit, une immersion prolongée dans l'eau froide amène une diminution dans la température du corps, qui, au-delà de 4 degrés, devient impossible à supporter.— Cette action, variable suivant les individus et le degré de froid de l'eau, s'annonce par les mêmes phénomènes : frisson., pâleur, constriction du thorax et de la tête. — Mais ils ne sont plus suivis dans l'eau même, comme les effets initiaux de l'immersion, d'une réaction spontanée, et si l'on persiste à rester dans le bain, ils augmentent d'intensité et peuvent occasionner des accidents graves de congestion vers les poumons, le cerveau, le cœur.

Il y a donc, dans les effets *primitifs* du bain de mer froid, — une *action* première de concentration et de refoulement de la masse sanguine, de la périphérie vers le centre, — puis, quelques instants après, une *réaction* spontanée, rappelant vers la périphérie la circulation et la chaleur. — C'est cette réaction qui est salutaire, car elle ne subit pas les lois immuables de la mécanique et va au-delà, comme effet, de l'action qui l'a produite. L'équilibre fonctionnel avait été rompu par l'immersion, — *par l'action*, — et l'organisme réagissant pour rappeler cet équilibre, semble faire un effort puissant, et dans cette impulsion donnée aux organes, il y a un bénéfice réel pour le corps tout entier.

Il est donc très-important de profiter de cette réaction spontanément commencée dans l'eau, tandis qu'il n'y a aucun profit à tirer d'une concentration nouvelle, qui reproduit les mêmes phénomènes primordiaux, mais sans réaction naturelle, et qu'il faut au contraire solliciter par le mouvement, l'exercice.

Le plus généralement, c'est malheureusement cette seconde impression de froid, ce second frisson qui fait sortir du bain les baigneurs ; aussi, tout violets, frissonnant, claquant des dents, ils semblent à peine pouvoir se traîner, et dans ces conditions mauvaises, doivent chercher à faire renaître chez eux la réaction déjà commencée et détruite par un séjour trop prolongé dans l'eau.

EFFETS MÉDIATS, RÉACTIONNELS, SECONDAIRES.

Nous venons de voir que, même dans l'eau, il se produit un effet réactionnel consécutivement à l'action de l'immersion. — Quand (ce qui devrait avoir lieu toujours) cette réaction commencée dans l'eau vient se continuer sans être enrayée par un second froid, la calorification s'achève, la circulation s'active, augmente de quelques pulsations, le système musculaire est stimulé, enfin le corps tout entier éprouve une sensation de force, de vigueur et de bien-être.

Mais ces effets primitifs — *action* et consécutifs — *réaction* — n'appartiennent pas exclusivement aux bains de mer : — ce sont les effets ordinaires de tous les bains froids.

Aussi, est-ce comme bain froid que le bain

de mer produit ces phénomènes initiaux de concentration que nous avons signalés. — Mais la mer intervient par ses propriétés diverses, comme modificatrice dans cette action première et aussi comme adjuvante dans les effets réactionnels.

Par sa densité, elle rend plus grande la pression qui s'exerce sur le corps, augmente la concentration et favorise, par conséquent, l'activité secondaire.

Son mouvement a des effets puissants. Agitée ou non, la mer a toujours une grande action sur le corps par sa mobilité.

Agitée, elle vient frapper le baigneur du choc des *lames*, et cette action stimulante, légèrement percussive, est énormément propre à activer la circulation périphérique.

Tranquille à la surface, elle est encore mouvementée profondément par les *lames de fond*; leur action est aussi très-salutaire; c'est surtout de celles-là qu'il faut dire avec M. Dutroulau (¹) « ce n'est pas là une action révulsive ou percussive, analogue à celle

(¹) Loc. cit.

de la douche, c'est un balancement plus ou moins fort qui agit sur tout l'organisme et qui n'est bien supporté que lorsque le corps est entièrement immergé. D'ailleurs le mouvement de la lame se faisant alternativement en sens inverse, met en jeu l'élasticité, en vertu de laquelle tout organe vivant, dévié momentanément de son rhytme normal, ne tarde pas à le reprendre, et le dépasse même quelquefois proportionnellement au degré de la déviation. C'est une sorte de gymnastique qui fait opposition aux effets excessifs du froid. »

Enfin, il faut tenir compte aussi du mouvement successif des couches d'eau dont la température est différente ; sur les plages rapides, c'est-à-dire quand la mer est profonde ou sur les plages à pente insensible, ce phénomène se manifeste toujours, et ces sensations diverses que donnent ces couches d'eau de température variable, proproduisent une sorte de massage, qui rend le bain infiniment agréable et salutaire.

On ne peut donc refuser au mouvement de la mer une part très-grande des effets généraux thérapeutiques des bains de mer.

Bien que jusqu'à présent on ne soit pas complètement édifié sur le rôle que joue l'électricité sous la forme de bain ou même sur son importance dans l'action des Eaux minérales, on peut, tout en faisant quelque réserve, supposer qu'elle n'est pas sans influence dans l'action de ces Eaux et lui accorder quelque effet. — A plus forte raison, est-on alors autorisé à penser que ces effets se produisent aussi dans l'eau de la mer dont l'électricité ne peut être mise en doute, comme nous l'avons vu précédemment.

Aux modificateurs, aux correctifs du bain froid que nous venons de passer en revue, il faut encore ajouter la composition chimique, ou mieux, la minéralisation même de l'eau de la mer. — Jusqu'à un certain degré, la peau en effet, s'imbibe, et *cette sorte de salage*, comme dit M. Dutroulau, a la propriété de raffermir et de tonifier les tissus organiques.

L'absorption ne peut non plus être mise en doute, et bien que M. le docteur Brochard [1] pense que c'est une supposition

[1] *Des Bains de Mer chez les Enfants.* — 1864.

gratuite et même une erreur, M. Lefort a démontré d'une manière péremptoire que, quel que soit le mode d'introduction des sels de la mer dans le sang, ils y pénètrent réellement.

Après des analyses faites dans différentes conditions, il a trouvé que dans le bain court, avec absence d'inhalation, le chlorure de sodium n'atteint pas son chiffre normal qui est de 3^g, 7, d'après Lehman.

Par le bain tiède prolongé, sans inhalation, et par le bain froid double et de courte durée avec inhalation déjà ancienne, il dépasse d'un quart environ le chiffre normal.

Enfin, par l'inhalation ancienne et par l'eau en boisson, seulement, il arrive presque au triple de ce chiffre.

En résumé donc, le bain de mer n'agit pas absolument comme bain froid ; il ne produit point de dépression excessive, fait disparaître plus rapidement l'oppression fonctionnelle, et, dans cette réaction plus facile et plus prompte, réside en grande partie son action salutaire et médicatrice.

EFFETS CONSÉCUTIFS, GÉNÉRAUX.

Sans qu'il soit nécessaire de préciser, ainsi que l'a voulu faire le docteur Roccas (¹), les effets physiologiques des bains de mer suivant leur nombre et d'une manière méthodique, de cinq en cinq, par exemple, on peut, sans chercher une limite mathématique, rechercher les effets produits par les premiers bains et ceux que donne la saison entière.

L'action des premiers bains n'est pas toujours agréable : — sentiment de lassitude et de fatigue générale qui provoque le sommeil ; — quelquefois, au contraire, agitation et excitation du système nerveux ; — presque toujours, congestion sanguine de la tête, plus ou moins permanente. — Chez quelques personnes, les fonctions digestives sont un peu troublées, et certains baigneurs ont quelques accès pyrétiques éphémères qui ne demandent qu'un peu de repos et que l'on pourrait rapprocher de la fièvre thermale occasionnée par les Eaux minérales.

(¹) *Traité pratique des Bains de mer.*

Mais tous ces phénomènes disparaissent avec les autres bains ; la vascularisation périphérique augmente d'une manière sensible, surtout chez les enfants et les jeunes personnes, — puis l'assimilation devient active, les fonctions digestives se régularisent, — les transformations pulmonaires et la production de calorique activées rendent le sang plus riche. Celui-ci réagit à son tour sur les centres nerveux dont la stimulation se fait sentir sur tout l'organisme.

Cet ensemble d'actions stimulantes se prolongeant, apportant dans l'économie une modification salutaire, tonifiant les tissus, donnant de l'énergie aux fonctions, les régularisant même, — c'est là le résultat définitif et vraiment désirable des bains de mer sagement et consciencieusement pris.

CHAPITRE TROISIÈME

—

ACTION THÉRAPEUTIQUE DES BAINS DE MER.

INDICATIONS——Maladies constitutionnelles — Diathésiques — Scrofule — Maladies des Femmes — Affections spéciales — Maladies de la Peau — Névroses——CONTRE-INDICATIONS ——Phlegmasies aigues — Affections des Voies respiratoires — Phthisie pulmonaire — Maladies de l'Appareil circulatoire —— ACCIDENTS DES BAINS.

L'eau de mer n'est point une panacée, avons-nous déjà dit, et il serait inutile de vouloir passer en revue toutes les maladies auxquelles on a songé à l'appliquer.— Nous rencontrerions, dans une semblable no-menclature, des affections qui semblent loin, par leur nature, de cette médication.

Mais incontestablement, grand doit être le nombre des états pathologiques qui se trouveront bien de l'emploi de la mer, car parmi eux, il faut compter tous les états diathésiques et constitutionnels, auxquels tendent les affections devenues chroniques, et toutes les maladies à une certaine période, c'est-à-dire au moment où l'acuité des symptômes a cessé et où la force de réaction contre les causes morbides ne trouve plus un appui suffisant dans les actes physiologiques.

Comme dit M. Dutroulau (¹), « l'agent dynamique, mis en usage , n'est qu'un auxiliaire, un régulateur reconstituant des synergies fonctionnelles et nullement un neutralisant médicamenteux ; ce n'est que secondairement , et comme conséquence de ce dynamisme que s'opèrent des effets réparateurs-toniques, analeptiques-hypersthéniques , et quelquefois aussi altérants-dépuratifs.

Nous nous occuperons donc surtout des maladies pour lesquelles l'eau de mer est véritablement efficace, laissant de côté les affections où elle n'est pas réellement utile et absolument nécessaire.

(¹) Loc. cit.

Ce sont les premières qui doivent nous occuper, — et parmi elles, la scrofule.

Diathèse scrofuleuse.— Rien de plus commun que les scrofules, dit Forget; rien de plus vague et de plus obscur que les idées qui règnent au sujet de cette affection. Cependant on ne se trompe guère au diagnostic de cette maladie. On la reconnaît à l'aspect général du malade et surtout à certains accidents locaux. L'état général recèle la diathèse, les accidents locaux caractérisent la maladie confirmée. (*)

Si donc, les énonciations les plus vagues ont pu être faites par les auteurs au sujet de la définition, des causes des scrofules, il semble, au contraire, que la clarté la plus grande règne dans la diagnose de cette maladie.

Elle reconnaît certaines formes ou plutôt quelques espèces: — la *glanduleuse*, la *cutanée*, la *muqueuse*, et l'*osseuse*. Les locali-

(*) *Principes de Thérapeutique.*

sations constituant la maladie confirmée, l'état constitutionnel restant comme prédisposition.

Il faut donc considérer les scrofules comme une affection constituée par l'inflammation agissant, pour produire ses effets locaux particuliers, sur une constitution lymphatique ou une diathèse scrofuleuse.

Avec ces données, il est facile de se rendre compte des effets de l'eau de mer sur cette terrible affection.

Elle convient évidemment toujours et d'une manière très-certaine dans la diathèse scrofuleuse ; — elle est salutaire aussi dans la maladie confirmée, avec les formes, *glanduleuse* et même *osseuse*, parce que dans la première, l'inflammation fait défaut et que dans la seconde, elle est presque toujours chronique. — Dans les autres espèces, *cutanée, muqueuse*, la mer donne encore de bons résultats, mais à la condition, toutefois, que l'inflammation, après avoir produit la manifestation locale, ait disparu.

La création de l'hôpital de Berck-sur-Mer a permis de se rendre compte de l'action de l'eau de la mer sur les diverses formes de la scrofule. Aussi , M. Bergeron , dans son rapport sur les résultats obtenus dans le traitement des enfants scrofuleux à l'hôpital de Berck-sur-Mer (Pas-de-Calais) , a-t-il dit :

« Dans les premiers temps, faute de données assez précises pour fixer leur choix, les médecins dirigeaient indistinctement sur le bord de la mer toutes les formes de la scrofule, depuis les scrofulides de la peau, des muqueuses, jusqu'aux caries les plus profondes et même jusqu'aux nécroses consécutives à la périostite suppurée ; mais, peu à peu, l'expérience s'étant faite, ils n'ont pas tardé à reconnaître que, si l'action vivifiante du bain de mer et de l'air marin opérait chez tous les enfants les plus heureuses modifications, il y avait cependant des lésions locales dont les unes étaient peu modifiées, parfois même aggravées, tandis que d'autres résistaient invinciblement à la médication maritime. Par exemple, les blépharites chroniques, et en général les maladies des yeux, les éruptions d'eczéma simple ou impétigineux , étaient rarement améliorées, le plus souvent au contraire exaspérées les otorrhées sans lésion osseuse, les caries étendues et les nécroses profondes restaient indéfiniment stationnaires. Dès lors les indications étaient nettement tracées. Depuis cette époque, les malades qui sont envoyés de préférence au bord de la mer sont ceux qui portent des engorgements ganglionnaires, des abcès froids, des gommes scrofuleuses, des tumeurs blanches et enfin, les rachitiques. » [*]

Ainsi donc, suivant les cas et surtout lorsqu'il y a dans la manifestation locale de la scrofule, un élément inflammatoire prononcé ou même seulement sub-aigu, l'action trop excitante du bain de mer sera à éviter. — Mais dans le plus grand nombre des cas, — diathèse seule, ou confirmée par des lésions glandulaires ou autres, les réussites sont très-nombreuses.

Dans la récapitulation de ses petits malades, M. Bergeron trouve, en effet : sur 380 cas, 234 guérisons, — c'est-à-dire une

[*] *Gazette des Hôpitaux.* — 1867.

moyenne de 93 pour 100 , — 93 améliorations (23 pour 100), — 18 décès (4,6 pour
100) et 35 effets nuls (9 pour 100).

Ces résultats mettent donc hors de doute
l'action éminemment puissante du traitement maritime sur cette affection.

Il est juste de dire de suite, que sur nos
côtes où, l'influence maritime est plus affaiblie que dans le Nord, la température de
l'Océan plus élevée que dans la Manche,
le plus grand nombre des lésions locales
scrofuleuses, sans irritation excessive, sont
améliorées par l'emploi des bains. Dans les
premiers jours, il y a excitation, et comme
une aggravation légère dans les parties malades ; mais en continuant quelque temps
l'usage des bains, cette excitation s'apaise,
les plaies se détergent, les surfaces malades
se nettoyent, la guérison arrive. Dans ces
cas, l'eau agit aussi bien comme topique
que comme agent dynamique.

Dans les manifestations profondes de la
maladie, il est évident qu'une saison ne
suffit pas et qu'il faut y revenir plusieurs
fois pour arriver à des résultats sérieux.

Enfin, certaines formes particulières nécessitent l'emploi de moyens spéciaux ainsi que nous le verrons en traitant de l'hydrothérapie marine.

Une affection voisine de la scrofule et comme elle, commune à l'enfance, — le **rachitisme** demande l'emploi de l'eau de mer. Cette médication convient surtout aux premières phases de la maladie. Dans la période de déformation, il faut souvent unir à l'action du bain, de la lame, celle de la gymnastique et de l'orthopédie. Tous ces moyens combinés et bien dirigés peuvent donner les meilleurs résultats. — Mais dans la période de reconstitution et de consolidation des os, il ne faut pas songer à l'eau de mer comme moyen curatif. Il serait évidemment trop tard, et à cette période, elle ne peut agir que comme stimulant général et comme tonique, son action est, dès lors, bien moins utile qu'au début de l'affection.

Ces maladies : — scrofule, rachitisme, réclament nécessairement une série de saisons de bains de mer, — là, l'action de l'eau ne saurait être rapide, par le fait qu'il faut imprimer une profonde modification à tout l'organisme. — Aussi, il ne faut pas se décourager, quand, après une ou deux saisons, les changements ne sont point encore considérables ; on doit patienter et ne pas négliger un moyen dont les résultats, pour être longs à se produire, n'en sont pas moins certains.

Non pas tout à fait au même titre que les affections précédentes, mais comme état général, comportant aussi impérieusement le bain de mer, nous rapprocherons des états diathésiques et constitutionnels que nous venons d'examiner, la **chloro-anémie** si fréquente chez les femmes.

En tant qu'appauvrissement général du sang, la chloro-anémie obéit le plus souvent à diverses causes et existe rarement d'une manière *essentielle*.

Dans ce rapide examen, nous ne pouvons considérer isolément les diverses espèces d'anémies et assigner à chacune d'elles le traitement qui lui convient d'une manière particulière. — Tous ces cas spéciaux ont besoin d'une direction précise et les malades, dans ces cas, doivent s'inspirer des conseils de leur médecin.

Mais, d'une manière générale, on conçoit comment un sang appauvri, soit dans sa masse, soit dans ses éléments mêmes, éprouve par une excitation puissante, un mouvement plus grand et retrouve des conditions de rénovation particulière;—cependant il ne faut pas oublier que dans ce cas, l'air marin, le changement de régime, l'impulsion donnée à l'organisme par le traitement tout entier, réveillent surtout l'assimilation, et qu'ainsi la réparation de la masse sanguine devient facile.

Les manifestations symptômatiques diverses de l'anémie mettront sur la voie des applications possibles de l'eau de mer.

Une surtout doit attirer l'attention du médecin ainsi que du malade, c'est l'état du système nerveux. Son excitabilité trèsgrande contre-indique, dit M. Dutroulau, l'emploi des bains de mer. En général, l'usage des bains provoque, en effet, dans ces cas, une sorte d'éréthisme nerveux qui empêche de poursuivre l'application de l'eau de mer. —Il faut cependant faire une petite réserve pour les côtes tempérées de l'Ouest. Car ces états pathologiques peuvent supporter, avec des précautions et quelques tàtonnements, les effets d'une eau moins froide et d'un air moins marin que dans le Nord. Il m'a été donné d'observer plusieurs malades anémiques, d'une excitabilité nerveuse très-grande et qui se trouvaient très-bien des bains de mer pris avec modération.

Certaines cachexies voisines des anémies peuvent encore être heureusement modifiées par les bains de mer. — Telles sont la *cachexie paludéenne*, le *scorbut*, etc.

C'est en agissant d'abord sur la circulation générale et sur le sang que les bains de mer sont utiles dans ces diverses maladies — et surtout dans la cachexie paludéenne ; — mais à l'action des bains, il faut ajouter comme plus haut, la nutrition, l'exercice, enfin, tous les éléments d'une réparation complète.

MALADIES SPÉCIALES.

Nous arrivons maintenant aux affections inhérentes aux sexes, qui frappent certains organes et qui réclament l'usage des bains de mer.

Ces affections sont assez nombreuses; parmi elles nous trouverons d'abord les maladies propres à la femme, et surtout celles qui se lient, directement ou indirectement à la fonction utérine.

Menstruation. — Dans le cas où la menstruation se fait difficilement, ou, cherche même à s'établir dans un organisme débilité par des maladies antérieures, ou bien alangui par une constitution misérable, les bains de mer rendent de très-grands services. Mais on devra les prendre courts, faire presque une simple immersion dans l'eau; car, il faut profiter surtout de la réaction, et, dans ces cas, les bains ne doivent jamais, même avec l'habitude, dépasser cinq minutes.

En traitant de l'hygiène générale des bains de mer, nous verrons quelle conduite doivent tenir les baigneuses pendant la période menstruelle.

Ménopause — Age critique. — Les bains

de mer sont loin d'être toujours efficaces pour combattre les accidents ou les phénomènes qui se font sentir aux approches de la cessation des règles.

Quand cette cessation amène une congestion interne, des tendances fluxionnaires vers les centres, en un mot, une prédominance pléthorique, il faut se garder des bains de mer, ils augmenteraient ces désordres.

Mais ils sont, au contraire, utiles quand l'organisation a été débilitée par de nombreuses *ménorrhagies* (pertes), lorsque la masse sanguine a diminué (chloro-anémie consécutive) et que le corps est devenu sensible au froid.

Dans ces derniers cas, leur stimulation efficace fait disparaître peu à peu ces accidents.

Aux troubles de la fonction menstruelle qui peuvent être considérés, par leurs conséquences, comme de véritables maladies, les bains de mer conviennent quelquefois.

i.

Dans la **Ménorrhagie,** c'est-à-dire dans le cas où l'écoulement sanguin dépasse les bornes du flux menstruel ordinaire, ou, lorsqu'il se produit hors les règles, l'eau de mer est utile, surtout quand ces accidents, devenus habituels, soit chez les jeunes filles soit chez les femmes, entraînent des désordres consécutifs, tels que céphalalgie, chloro-anémie, gastralgie, etc. Mais il faudra prendre les bains très-courts, de manière que la réaction soit facile et qu'après le bain, la malade puisse avoir du repos. On devra aussi faire usage d'une alimentation riche, succulente et des ferrugineux, jusqu'à ce que les accidents généraux aient disparu.

L'effet des bains de mer sera d'autant plus prompt que les accidents auront moins d'intensité et une origine moins ancienne. Dans les cas même où la ménorrhagie n'a pour cause qu'une débilité générale due à un fait accidentel — maladie antérieure ou convalescence — l'effet est le plus souvent rapide. La plupart du temps, quand la ménorrhagie est habituelle, une saison ne suffit pas pour rétablir la menstruation dans son rhytme normal; il en faut deux et même trois.

Le retard, l'absence, la suppression ou la simple diminution des règles constituent **l'Aménorrhée**.

Différentes causes amènent ces troubles et souvent, — les maladies antérieures ou des accouchements nombreux, — d'autres fois, ce sont des causes physiques ou morales : impression du froid, chute, travail forcé, émotion, peur, veille....; suivant les cas, varie l'efficacité des bains de mer; et même lorsqu'on semble avoir peu de chances pour rétablir le flux menstruel, faut-il encore user des bains de mer comme moyen d'améliorer la santé générale.

Dans la **Dysménorrhée**, c'est-à-dire dans la fonction menstruelle régulière, mais difficile, douloureuse et souvent accompagnée d'hémorrhagie, le bain de mer rend encore des services; mais il faut distinguer la dysménorrhée nerveuse avec irritabilité générale du système nerveux et la dysménorrhée conjective avec symptômes de congestion vers les organes. —

Dans le premier cas, le bain de mer produit souvent de l'exaspération, et comme des crises nerveuses ; aussi faut-il une grande prudence dans l'application de la mer ; dans le second, les bains sont plus efficaces, mais ils doivent toujours être courts et la réaction se faire franchement.

Les troubles de la menstruation et principalement ceux qui se rapportent à l'exagération fonctionnelle ont une conséquence immédiate — la *chlorose*, qui devient à son tour, une source de dérangements de toutes sortes. — Mais tous ces désordres cessent en même temps que la chlorose, sous l'influence des bains de mer, pourvu qu'ils soient sagement pris.

Quelques affections organiques même de l'utérus nécessitent l'emploi des bains de mer.

Les déplacements de l'utérus, suite d'accouchements laborieux ou répétés, lorsqu'ils tiennent principalement à un relachement des ligaments fixateurs de l'utérus et des organes du petit bassin, sont souvent heureusement modifiés par l'usage des bains de mer.

Les déplacements faibles , un abaissement simple et modéré demandent peu de précautions ; — mais, dans les cas plus graves et plus anciens, il n'en est pas de même et il faut redoubler de prudence dans l'emploi des bains. — La mer trop violente, l'action brusque des lames est souvent insupportable et fait suspendre tout traitement. — Dans ces cas, on doit surtout profiter des temps calmes et user de la mer quand elle est tranquille ; les lames de fond se faisant suffisamment sentir elles-mêmes, les vagues un peu fortes doivent être soigneusement évitées. — Mme X... ayant un abaissement considérable de l'utérus, était venue prendre des bains de mer à l'île d'Oleron. — Elle fut obligée d'abandonner les bains qu'elle prenait à la *côte Sauvage* où les vagues sont toujours très-puissantes et où la mer n'est presque jamais en repos, et put supporter très-bien, au contraire, ceux qu'elle prit ensuite auprès du petit village de Saint-Trojan, où la mer, à l'abri des vents, est beaucoup plus calme et plus tranquille.

La **Leucorrhée** très-fréquente chez les jeu-

nes filles ou les jeunes femmes chlorotiques,
se dissipe assez rapidement sous l'influence
des bains de mer quand elle ne se rattache
qu'à un état général et non à des modifications particulières. — Car, ainsi que le dit
M. Dutroulau, « il est des cas de leucorrhée
sur lesquels, en raison du tempérament et
de la constitution, le bain de mer n'a pas
la même prise ; ils concernent des femmes
brunes, colorées, fortes d'apparence et qui,
pourtant, sont peu réglées et ont des pertes
blanches abondantes ; c'est une forme de
catarrhe utérin qui nous a paru plus rebelle
que celle qui est liée à l'anémie et à la faiblesse de constitution. Les injections vagi-
nales à l'eau de mer, conseillées par beaucoup de médecins qui n'en connaissent pas
bien l'effet, nous ont paru presque toujours
nuisibles alors ; elles ne sont guère tolérées
sans accident que dans les cas d'atonie très-
prononcés. »

Enfin les affections du corps de l'utérus
et surtout du col peuvent souvent nécessiter
l'usage des bains de mer; mais comme le dit
M. Dutroulau, « il ne s'agit pas de tumeurs
ni de maladies organiques graves, mais

d'engorgements chroniques , de déplacements par affaiblissement des liens ou par suite de couches répétées, d'ulcérations superficielles du col même ; l'effet tonique astringent d'une cure de bains à la lame et de douches , est on ne peut plus marqué dans ces cas ; et, ici encore, il faut s'abstenir d'injections. »

Les affections particulières à l'homme, et de nature à pouvoir retirer une amélioration sensible de l'emploi des bains de mer, sont bien plus rares.

Les organes génito-urinaires chez l'homme sont plus souvent atteints d'affections inflammatoires, aiguës, que d'états chroniques, indolents, et que l'action de la mer pourrait exciter avantageusement.

Cependant , on pourrait citer surtout , l'incontinence d'urine pour laquelle Dupuytren conseillait souvent l'immersion brusque dans l'eau froide , — et aussi la spermatorrhée , qui peut être heureusement modifiée par les bains de lame et aussi les douches, lorsqu'elle ne tient qu'à une cause de débilité générale et non à des lésions organiques spéciales.

Quant aux autres affections propres au sexe masculin : catarrhe des voies urinaires, maladies de la prostate, du testicule, cystite, urethrite, elles sont peu du ressort de la mer et n'ont la plupart du temps rien à lui demander.

Il nous reste à envisager un certain nombre d'affections qui nécessitent d'une manière plus spéciale l'action curative des bains de mer.

Les **affections rhumatismales** arrivées à la période chronique, ou offrant une forme atonique avec empâtement articulaire, en un mot privées de l'élément inflammatoire, mais non douloureux, qui accompagne le plus souvent le rhumatisme, ces formes, dis-je, se trouveront bien de l'emploi des bains et aussi des douches. — Mais l'impression du froid réveille toujours de vives douleurs, aussi il faut rechercher d'abord les bains tempérés et les climats doux, et le plus souvent commencer son traitement par les bains chauds. C'est ainsi que sont traités habituellement à l'Hôpital civil de La Rochelle les malades affectés de rhumatisme ancien et qui viennent y chercher une guérison plus complète par les bains de mer.

Quant à la période aiguë, elle n'est guère justiciable du bain froid ; et dans les cas chroniques où les premiers bains ou les douches même faibles réveillent un peu d'acuité dans les symptômes, il vaut mieux s'abstenir que de poursuivre le traitement.

Maladies de la peau. — La forme aiguë de ces maladies interdit d'une façon absolue l'emploi des bains, et même la forme chronique demande certaines précautions. Ainsi c'est seulement à une période ancienne et avancée de la maladie qu'on peut en faire usage.

Certaines affections cutanées tenant à des causes particulières n'en reçoivent aucune amélioration, les syphilides, par exemple ; les scrofulides ne se modifient qu'avec l'état général, et le professeur Lebert, dans son *Traité des Maladies scrofuleuses*, dit : « Les bains salés conviennent surtout après la guérison des éruptions, pour empêcher les rechutes ; ils ont en même temps une action salutaire sur l'ensemble de la constitution. »

Le *Pemphigus* est très-souvent modifié par les bains et l'eau en boisson. M. Gaudet en cite plusieurs cas, ainsi que M. Roccas. — On trouve encore diverses affections cutanées : eczéma chronique, prurigo, pityriasis, etc., sur lesquelles la mer a une heureuse influence. Mais d'une façon générale et comme effet à peu près constant dans ces maladies, la mer améliore les conditions de la santé, tonifie la peau, la rend plus résistante aux influences extérieures, et, en même temps, régularise ses fonctions.

Parmi les affections des voies digestives, la *dyspepsie*, primitive ou secondaire, et, pourvu qu'elle ne soit pas liée à un état général particulier, est susceptible d'être améliorée par le traitement marin ; mais on doit bien prendre garde, à mesure que l'amélioration se fait sentir et que l'appétit augmente, à ne pas satisfaire trop promptement et trop généreusement le besoin de la faim, sinon les troubles de l'estomac et du tube digestif réapparaissent et le bénéfice du traitement est perdu. — Il faut apporter dans ces cas un grand soin au genre de nourriture et à l'alimentation.

Enfin, dit M. Dutroulau, les engorgements de diverse nature, pourvu qu'ils ne s'accompagnent pas de réaction vasculaire, ayant leur siége dans les glandes ou les viscères abdominaux, peuvent se modifier aussi sous l'influence du bain dynamique et de l'eau en boisson.

Il nous reste encore à parcourir toute une classe de maladies où se rencontrent quelques indications de l'emploi de la mer : — ce sont les affections nerveuses.

Névroses. — Les affections du système nerveux offrent, dans leur thérapeutique, les mêmes surprises que dans leur appareil symptômatique ou dans les causes qui les produisent.

Aussi il n'y a pas. à proprement parler, de règles bien définies pour l'emploi de la mer dans les névroses. Cependant quelques-unes sont susceptibles du traitement marin, d'autres même le nécessitent.

Les névralgies superficielles, mobiles, sans excitation puissante, s'atténuent sensiblement sous l'influence des bains de lame dont la durée est poussée jusqu'à en rendre l'action sédative. — Les névralgies anciennes, parfaitement localisées — cinquième paire, sciatique — ayant altéré la constitution, pourront être modifiées par le bain de lame court ; — mais il faut se garder du froid prolongé et s'entourer de précautions de toutes sortes.—« On ne saurait assez dire que, pour pratiquer les bains de mer dans toutes les névralgies des membres, une belle saison, les heures de la journée voisines du zénith solaire, des bains très-courts et des repos fréquents, dans le but d'examiner les effets obtenus, sont des conditions rigoureusement nécessaires. La violation de ces règles, à notre sens, a coûté de vives souffrances à plusieurs de ceux qui l'ont commise. » (GAUDET.)

M. Pouget dit encore : « On a souvent recours, avec succès, aux bains en général et aux bains de mer en particulier, dans les névroses ; mais on n'a pas suffisamment établi pour les affections nerveuses, les circonstances où les bains conviennent, la manière de les administrer et la période de la maladie qui réclame plus spécialement leur emploi :

« 1° Le bain de mer peut, en mettant en jeu son effet sédatif, combattre la douleur et l'éréthisme nerveux, deux éléments très-communs des névroses ;

« 2° Les propriétés toniques du bain, et celles surtout de l'air maritime, triomphent de la faiblesse qui domine dans certains cas ;

« 3° Le bain de mer peut déplacer un mouvement fluxionnaire et dissiper une concentration nerveuse vicieusement fixée sur des organes importants ;

« 4° Il est des affections nerveuses qui se lient aux variations de la température, à un état rhumatismal : le bain de mer devient alors utile en combattant ces dispositions, en activant les fonctions de la peau, et en rendant l'organisme moins

j.

sensible à l'action du froid et de l'humidité. »

J'insiste sur ce point, car il est un grand nombre de personnes atteintes d'affections nerveuses ; ces maladies ne se relient pas toutes aux mêmes causes et toutes, par conséquent, ne sont pas susceptibles des mêmes moyens de guérison. Aussi, les malades atteints de ces sortes de maladies doivent, moins que tout autre, s'en rapporter à leur caprice ou à des conseils non autorisés, pour prendre des bains de mer ; et lors même qu'ils leur ont été dûment indiqués comme moyen de traitement, leur application doit encore en être surveillée avec un soin scrupuleux.

Certaines affections spéciales du système nerveux sont assez souvent heureusement modifiées par l'emploi des bains ; ce sont les *paralysies* diverses : hémiplégies, paraplégies, paralysies partielles, soit qu'elles aient eu pour causes des hémorrhagies ou d'autres lésions cérébrales ou des troncs nerveux ; mais il ne faut employer le bain de mer que longtemps après une hémorrhagié cérébrale (attaque), en attendre la cicatrisation et la réparation, ou, s'il s'agit d'altération médullaire, celle-ci doit être parfaitement guérie; et il faut bien se persuader que dans les paralysies de date récente, et par hémorrhagie cérébrale, les bains de mer sont sans effet curatif et peuvent même devenir nuisibles par leur réaction puissante.

« Les paraplégies, suite de myélite, dit M. Dutroulau, ne nous ont pas paru pourtant éprouver aucun changement, tandis que celles de nature hystérique ou rhumatismale peuvent disparaître, quelques-unes par l'effet d'une seule cure, d'autres à la suite de plusieurs. »

Parmi les névroses susceptibles d'améliorations, nous rappellerons la *Chorée*. Cette maladie si rebelle fut longtemps — on le sait — du domaine exclusif de la religion; des moines et des prêtres chargés du traitement religieux de la danse de Saint-Guy, faisaient, après la messe dite, danser en rond les choréiques en chantant des noëls qui les obligeaient à sauter en mesure. C'était la première application de la gymnastique à cette maladie. La mer peut se rattacher un peu à ce genre de médication ; mais en outre, l'impression brusque du froid et l'action tonique des bains peuvent quelquefois apporter un soulagement notable dans l'état des choréiques. Les enfants sont plus rebelles à ce moyen que les adultes.

« Les succès de ce traitement, dit M. Pouget, sont surtout remarquables dans la chorée récente chez les jeunes gens. Dans la chorée chronique, l'excitation est moindre, et on n'a pas besoin de s'astreindre à d'aussi grandes précautions. Les bains de mer produisent alors sur l'affection convulsive des effets plus lents et moins prononcés; ils améliorent notablement la nutrition et la constitution entière. Des exercices bien dirigés, une bonne hygiène, un régime tonique seront toujours des auxiliaires d'une haute importance. »

Dans toutes ces affections, et principalement les paralysies locales, les douches froides sont encore plus efficaces que les bains, quelquefois même mieux supportées et bien souvent peuvent seules être employées.

Des névroses que nous venons de passer en revue, il faut rapprocher *l'hystérie* chez la femme, *l'hypochondrie* chez l'homme, comme susceptibles également d'être modifiées par le traitement marin. — Dans ces deux états, dont les formes variées à l'infini ne permettent aucune indication précise, les séances doivent être courtes; — immersion ou douche, il faut agir comme perturbation. Les formes qui sont capables d'en retirer les meilleurs effets sont, sans contredit, celles qui se rattachent à la débilité générale et à la faiblesse; celles, ou l'élément nerveux domine, sont encore modifiées, mais moins profondément.

Quant aux affections mentales confirmées, il faut laisser au médecin aliéniste le soin des indications qu'elles peuvent fournir.

Nous pourrions encore trouver bon nombre d'états pathologiques, que les auteurs les plus spéciaux mentionnent comme étant du ressort des bains; mais nous n'avons voulu signaler que les affections véritablement du domaine de l'eau de mer; laissant à l'appréciation particulière du médecin le soin de déterminer pour chaque cas les conditions du bain.

Aussi n'entrerons-nous dans aucun détail pour ces maladies ou états pathologiques dont l'énumération seule suffit : polysarcie, maigreur, hypercrinie cutanée, diabète, affections des reins — maladies de Bright, d'Addison — certaines affections locales des sens, etc.

Eau de mer en chirurgie. — Lombard, chirurgien militaire de la fin du XVIIIe siècle, disait : « L'eau de mer, dont l'utilité en médecine est prouvée par des succès non équivoques, peut également produire de très-bons effets en chirurgie, toutes les fois que son emploi sera dirigé d'après une connaissance parfaite de la maladie. »

Les entorses anciennes et les gênes articulaires, suites de blessure, de luxation, de fracture, amenant avec l'impossibilité des mouvements l'atrophie et la débilité des membres, sont toujours heureusement modifiées par les bains de mer, et les exemples de guérison complète sont nombreux.

Les plaies, les ulcères, et surtout les lésions osseuses chroniques, caries ou nécroses, avec trajets fistuleux, nécessitent l'emploi des bains et quelquefois aussi des douches.

L'action topique et détersive de l'eau de mer est, dans ces cas, toute puissante et ses effets toniques sont prompts à se manifester. « Il y a quelques années, dit M. Morin, (*) nous eûmes occasion de voir un militaire de l'armée d'Orient qui avait été blessé d'un coup de feu à l'épaule ; la balle, reçue à la partie antérieure de la région scapulo-humérale, était venue sortir à la région postérieure, après avoir contourné l'articulation.

« A la suite de cette blessure, la cicatrisation s'était faite très-promptement, et depuis quelques mois seulement une suppuration légère avait commencé à se manifester.

« Après avoir vainement cherché à l'aide de la sonde à reconnaître la présence d'un

(*) Recueil des mémoires de médecine et de chirurgie militaires.— 1864.

corps étranger, nous conseillâmes l'usage des bains de mer pour réveiller l'atonie de la plaie, amener un certain degré d'inflammation et déterminer la sortie d'un corps étranger dont la présence dans la blessure était pour nous une certitude. Ce militaire, qui habitait alors les bords de l'Océan, prit quelques bains dont l'action irritante provoqua la suppuration, et eut pour effet consécutif la sortie d'un petit morceau de drap, seule et unique cause de l'accident. Une fois ce résultat obtenu, la cicatrisation se forma de nouveau et cette fois d'une manière définitive. »

CONTRE-INDICATIONS.

Nous arrivons maintenant aux affections qui redoutent l'emploi des bains de mer et qui en contre-indiquent l'usage. Ces maladies sont, on le comprend, plus importantes encore à connaître que celles qui les nécessitent ; car si l'eau de mer est un moyen thérapeutique qu'on peut omettre ou négliger dans un traitement, jamais et en aucun cas, elle ne doit devenir une source d'accidents et, par conséquent, un remède nuisible.

Toutes les maladies inflammatoires aiguës, toutes les affections avec fièvre, forment une grande et nombreuse classe d'états pathologiques, qui contre-indiquent d'une manière absolue les bains de mer froids.

Les affections et les prédispositions hémorrhagiques, qui ne sont point liées à une crase sanguine particulière, éloignent aussi des bains de mer. Telles sont l'hémoptysie, l'hématémèse, etc., l'apoplexie cérébrale, et aussi les états morbides (paralysies) conséquences récentes d'hémorrhagies.

Ajoutons encore certaines névroses dans leur degré d'acuité et de plus grande intensité, l'épilepsie aiguë, par exemple.

Les voies respiratoires et les nombreuses affections dont elles sont atteintes présentent des indications et des contre-indications aux bains froids que nous allons examiner avec quelques détails.

k

Toutes les formes graves contre-indiquent formellement l'emploi de l'eau froide, mais certaines formes plus bénignes trouvent souvent un soulagement manifeste par l'usage de l'air marin, de l'eau en boisson ou en bain.

Ainsi, le catharre bronchique sans réaction vasculaire, surtout chez les enfants lymphatiques, est souvent modifié par l'eau de mer. Si, chez quelques-uns, l'expectoration fait défaut et si la toux a alors un caractère plutôt nerveux que catharral, le résultat thérapeutique est encore heureux. Le Dr Gaudet et d'autres praticiens citent un grand nombre de faits à l'appui de cette opinion. M. le Dr Brochard en rapporte encore plusieurs des plus concluants.

M. Dutroulau cite aussi certains cas de suppuration pulmonaire, et entre autres, un abcès suite de gangrène qui, après avoir résisté au traitement par les eaux thermales, a guéri avec les bains de mer.

Il mentionne aussi l'asthme intermittent, c'est-à-dire à périodes de calme dyspnéique et sans catharre abondant et où le bain produit de longues périodes de repos et permet le sommeil.

Mais, somme toute, il faut même dans ces cas à forme chronique, une surveillance assidue des effets de l'eau de mer; car les indications, dans ces sortes d'affections sont peu nombreuses et les contre-indications le plus ordinairement représentent la règle.

Enfin, parmi les affections des voies respiratoires, une surtout éloigne de l'eau de mer, — c'est la phthisie pulmonaire.

Quelle que soit la nature de cette désolante maladie, quel que soit l'avenir qui lui est réservé depuis l'impulsion active que lui ont imprimée les travaux de M. Villemin, professeur agrégé au Val-de-Grâce, les faits nombreux d'observations ont permis de se rendre compte des effets de la mer sur cette affection et de la valeur de l'eau salée comme moyen curatif. Malgré quelques contradictions nettement affirmées et basées sur des observations pratiques, la majorité des auteurs s'accorde à proscrire l'eau de mer dans la phthisie

pulmonaire. M. Brochard le dit nettement :
« Sur toutes les côtes de l'Ouest de la France, les bains de mer et l'atmosphère maritime doivent être formellement interdits aux enfants atteints de phthisie pulmonaire ; ils ne peuvent tout au plus leur être conseillés que dans quelques localités privilégiées du Midi. »

Dans un Mémoire couronné par l'Académie de Médecine, sur l'influence de la navigation et des pays chauds sur la marche de la phthisie, M. Rochard conclut que : « Les voyages sur mer accélèrent la marche de la tuberculisation pulmonaire beaucoup plus souvent qu'ils ne la ralentissent. — Cette maladie loin d'être rare parmi les marins, est, au contraire, beaucoup plus fréquente chez eux que dans l'armée de terre. — Les professions navales doivent être interdites de la manière la plus rigoureuse aux jeunes gens qui sont menacés de phthisie et auxquels on a coutume de les conseiller. »

M. Fonssagrives [*] dit aussi à ce sujet :

[*] Traité d'hygiène navale.

« Quant à ces vapeurs balsamiques, à ces principes volatils, auxquels les enthousiastes des vertus curatives de la navigation ont attribué une influence toute spéciale, leur existence est aussi apocryphe que le sont leurs propriétés. »

Enfin l'opinion de M. Dutroulau est celle-ci : « Quant à la phthisie confirmée, nous nous garderons bien de lui tracer un traitement par l'eau de mer; si des tentatives ont été faites dans ce sens avec des résultats heureux, ce dont nous ne doutons pas, il faut les prendre comme des exceptions et ne s'en étayer que pour des cas donnés, avec toutes les conditions les plus favorables de climat et d'état actuel des malades. »

L'eau de mer semble donc jugée et exclue du traitement de la phthisie; l'atmosphère maritime cependant paraît avoir eu quelques bons effets, surtout dans certains lieux. Ainsi M. Boudin, dans son *Traité de Géographie médicale*, dit : « Si l'action *curative* de l'atmosphère maritime dans la phthisie pulmonaire reste encore à étudier, son action *préventive* est aujourd'hui incontestable. »

k.

M. Dupouy (*) attache une grande importance au mélange de l'air marin et de l'air résineux. « Sans doute, dit-il, toutes les formes de la phthisie ne s'en trouveront pas bien ; mais lorsque la maladie revêtira la forme éréthique avec prédominance du tempérament nerveux, je crois qu'on se trouvera bien de choisir une plage bordée de pins maritimes. Le docteur Faduilhe, ajoute-t-il, cite un grand nombre de cas de guérison, et le sien en particulier, obtenus à Arcachon. Déclaré phthisique par les médecins de l'hôpital de Bordeaux, où il commençait alors ses études médicales, il a passé deux années entières dans cette station de bains et en est sorti guéri ; car il ne conserve plus, dit-il, dans sa thèse, aucune crainte sur l'état de sa position. »

« Lorsqu'il s'agit d'affections tuberculeuses bien caractérisées, dit M. le Dʳ Brochard, ni les pins maritimes de ces belles plages, ni leurs senteurs amères si propres à fortifier les enfants, ne peuvent pallier l'action trop vive des vents de l'Océan, dont l'in-

(*) *Etude sur l'action physiologique et thérapeutique des bains de mer froids*, 1868.

fluence est toujours pernicieuse chez les phthisiques. »

« Mais pour le médecin attentif, déclare M. Hameau, de La Teste, inspecteur des bains d'Arcachon, il y a dans les conditions de cette atmosphère une bonne chose à utiliser *dès les premiers signes du mal*, comme le font les hommes du Nord qui savent bien toute l'importance du climat tempéré et tonique. Il faut s'astreindre, comme eux, à passer un, deux, trois hivers consécutifs dans la forêt, sans nul souci de distraction, de confortable, d'exigences mondaines, n'ayant pour règle et pour occupation que la distribution des heures selon les prescriptions de l'hygiène et de la thérapeutique. »

Enfin, M. P. Garnier, (¹) dans un Mémoire lu à l'Académie de Médecine, sur l'influence de l'air marin dans la phthisie, basant son opinion sur des statistiques puisées dans les hôpitaux maritimes de France, s'exprime ainsi :

« Par la différence tranchée et invariable

(¹) *Gazette des Hôpitaux*, 1858.

du résultat suivant les pays, il semble résulter que l'action de l'air marin sur la phthisie, au lieu d'être uniforme comme on l'a pensé jusqu'à ce jour, et comme on attendait qu'elle se manifestât pour l'admettre définitivement, est au contraire essentiellement variable; qu'elle agit tout différemment suivant les lieux et les localités, d'après certaines conditions particulières encore inconnues dans leur essence. »

L'atmosphère maritime, dans quelques conditions spéciales semble donc moins funeste que quelques auteurs le supposent et peut être appliquée comme moyen de traitement à la phthisie pulmonaire, lorsqu'elle est au début seulement.

Les affections de l'appareil circulatoire contre-indiquent aussi formellement l'usage des bains de mer, et en première ligne, il faut citer les affections organiques: hypertrophie, lésions valvulaires, anévrisme, etc.—Quant aux troubles fonctionnels sous la dépendance d'une cause nerveuse, anémique ou chlorotique (palpitations), ils sont susceptibles d'être heureusement modifiés — mais la détermination exacte de la cause de ces irrégularités fonctionnelles est excessivement importante.

ACCIDENTS DES BAINS.

En dehors des dérangements fonctionnels de peu d'importance que causent les premiers bains froids et que, pour cette raison, on ne saurait considérer comme des accidents, les bains ont parfois des résultats fâcheux, passagers ou persistants.

Quelquefois la mer ne peut être tolérée d'aucune façon et les troubles nerveux ou congestifs excessifs qui en résultent obligent à y renoncer; mais le plus souvent, comme le fait remarquer M. Dutroulau, les pratiques vicieuses ou un emploi irrationnel du bain de mer sont les causes des accidents qu'on observe.

La frayeur, une grande faiblesse ou la sensation trop vive du froid occasionnent quelquefois en entrant dans l'eau une stupeur générale qui suspend les mouvements du cœur. Cet effet se prolongeant dans le bain, amène des lipothimies (faiblesses) et même la syncope. Le froid trop grand ou bien la fatigue donnent aussi dans le bain des contractures musculaires appelées *crampes*, qui ne sont pas sans danger, car elles peuvent entraîner la submersion et par suite l'asphyxie; la plénitude de l'estomac au moment du bain pourrait être suivie des mêmes effets. A la sortie, l'action d'un froid trop vif, d'un bain de trop longue durée peut causer aussi de la syncope et des défaillances, — et il faut alors, pour réveiller la circulation et la chaleur, des excitants nombreux et puissants.

Les premiers bains peuvent être suivis de troubles particuliers, tels que congestion cérébrale—ou de quelque perturbation dans les voies digestives — diarrhée, vomissements, — quelquefois aussi d'un peu de fièvre, — d'accès éphémères — ou bien encore d'une excitabilité particulière excessive du système nerveux;—sous cette influence on voit souvent reparaître certaines névralgies anciennes. Ces différents troubles nécessitent l'interruption momentanée de l'eau de mer, et si on les voit revenir après une nouvelle série de bains il vaut mieux s'abstenir tout-à-fait.

Il faut joindre aussi à ces accidents ceux qui se produisent sur la peau, et que l'on comprend sous le nom général d'*urticaires maritimes*, apparaissant sur les peaux en général impressionnables, suivant les individus, après trois, quatre et six bains; chez quelques personnes le même phénomène se reproduit après chaque bain. —Ce sont le plus souvent des taches rouges, élevées, plus ou moins étendues, —quelquefois des boutons, — d'autres fois des papules, — dans des cas exceptionnels, presque de véritables érysipèles. Ces éruptions s'accompagnent toujours de démangeaisons, quelquefois de chaleur.—Le repos et l'interruption des bains les font généralement disparaître; quand ces accidents sont trop intenses, on les combat avec des bains émollients d'eau douce, de son ou gélatineux.

Tous ces accidents sont en général peu sérieux, et ne nécessitent aucun moyen

grave pour les faire cesser ; les plus importants, sans contredit, sont ceux qui pro-
viennent de bains pris dans de mauvaises
conditions, parce qu'ils peuvent faire arrêter
un moyen thérapeutique dont l'usage serait
salutaire. C'est pour cela qu'il importe d'être
prévenu du fait, afin de ne pas, dans certains
cas, compromettre maladroitement sa guérison.

CHAPITRE QUATRIÈME

—

DE L'HYDROTHÉRAPIE MARINE

L'Eau de mer en boisson — Hydrothérapie — Douches — Bains
chauds — Bains de sable, de vase, etc.

Si on se rappelle que l'eau de la mer n'est
pas une eau seulement froide, mais encore
chargée de sels, on ne peut s'étonner qu'elle
soit appelée à toutes les applications des
Eaux minérales d'une part et de l'autre à
celles de l'eau froide.

Par conséquent, à l'intérieur comme
boisson, à l'extérieur par l'hydrothérapie
sous ses différentes formes, la mer est susceptible de nombreuses applications.

On lui a vivement contesté ces divers mérites, et surtout son usage interne. Ainsi M. le docteur Nogaret, dans sa notice sur les Eaux de Salies-de-Béarn, dit :

« L'analogie de composition chimique et d'action thérapeutique que l'on a voulu établir entre les eaux chlorurées sodiques et l'eau de mer, ne nous paraît pas exister d'une manière aussi absolue qu'on le croit généralement ; on n'a pas trouvé dans les premières un grand nombre d'éléments que l'on sait exister dans la dernière, tels que le cuivre, l'argent, les sels ammoniacaux, etc. Mais, ce qui établit surtout une différence entre ces deux sortes d'eaux, c'est la présence dans la mer d'une *substance organique*, d'une *espèce de mucosité* qui fait que cette eau ne peut pas être supportée par l'estomac, tandis que les eaux chlorurées sodiques dont la minéralisation correspond à l'eau de mer, rendent de grands services sous la forme de boisson comme agents de la médication altérante. »

Que cette *substance organique*, dont l'analyse signale vaguement l'existence, mais qui existe en effet, soit sévèrement accusée par les Eaux chlorurées sodiques de détruire la santé et d'être éminemment nuisible à l'économie, cela n'est point étonnant ; mais nous verrons que l'eau de mer a été souvent employée en boisson et qu'elle a toujours eu de très-bons effets.

C'est qu'il est bien difficile de faire pénétrer dans les esprits, que l'eau de mer est une véritable eau minérale et que le traitement marin, avec toutes ses formes, est exactement celui que comportent toutes les eaux thermales. Comme le dit M. Fonssagrives : (*) « Par son atmosphère et par ses bains, la mer fournit à la thérapeutique deux puissantes ressources ; mais il ne faudrait pas oublier non plus ce qu'elle vaut comme eau minérale. Il serait difficile d'en trouver une qui fût et plus active et plus dédaignée. Si, par impossible, toutes les mers se transformaient en autant de Saharas, et si cette eau si abondante n'était plus représentée que par un griffon, on y courrait comme on va à Balaruc ou à Salins. J'ai guéri une jeune fille scrofuleuse par l'usage intérieur de l'eau de mer continuée pendant

(*) *Gazette hebdomadaire de médecine et de chirurgie.* Mai 1867.

plusieurs mois. M. Marchant (*) (de Fécamp) a, si je ne me trompe, proposé, il y a quelques années, de recueillir l'eau de mer au large pour l'avoir pure, de la filtrer et de la charger d'acide carbonique ; mais cette proposition n'a tenté personne. Qui dit médicament vulgaire, dit médicament méconnu. C'est chose triste de songer de combien de liens la routine et l'habitude emmaillotent l'esprit. J'ai passé six ans sur la mer, et je ne me suis aperçu que j'avais un médicament sous les pieds que quand il m'a fallu aller le chercher pour en étudier les effets. « La routine, a dit un philosophe, fait les trois quarts de la besogne dans le travail de la vie. » Hélas ! »

Ces regrets du savant professeur de Montpellier, sont partagés par bien des médecins, et il est vraiment fâcheux que l'eau de mer ne soit pas mieux utilisée comme eau minérale. Depuis quelques années à peine, on paraît soupçonner qu'il y ait mieux à faire que de prendre seulement des bains et on commence à édifier avec quelque

(*) C'est M. Paquier, pharmacien à Fécamp et non M. Marchant. — Voyez page 135.

timidité, des établissements susceptibles d'offrir toutes les ressources de l'hydrothérapie. — Il semble qu'on appréhende les revers de la *mode*, tandis qu'on devrait s'efforcer, au contraire, de donner une impulsion active à un moyen dont rien ne peut détruire l'efficacité.

Avant de passer en revue les divers modes d'application de l'eau de mer à l'extérieur, disons quelques mots de l'eau salée prise en boisson.

Les Grecs, que l'on va toujours consulter en matière scientifique, par habitude, je crois, plus encore que par besoin, avaient pour l'eau de la mer moins de répugnance que nous-mêmes. — Ils la mélangeaient de diverses manières et en faisaient des boissons qu'ils déclaraient fort agréables, soit avec du vin, soit avec du miel et de l'eau de pluie, soit avec du raisin fermenté, etc.; et tous ces breuvages leur paraissaient délicieux et en même temps utiles à la santé. — Ils en usaient aussi comme purgatif.

Les Anglais en font un grand usage soit comme altérant, soit comme purgatif. R.

Russel y attacha une grande importance et en indiqua les effets dans un ouvrage qu'il publia en 1760.— Enfin, elle a été employée et conseillée par quelques médecins français et son usage tend à devenir de jour en jour plus général.

Sa propriété purgative est hors de doute, et on peut la rapprocher comme action laxative, du sel de magnésie et du sulfate de soude; car, à quantités égales, l'effet produit est à peu près celui de l'eau de Sedlitz à 35 grammes.

Prise à petite dose — un petit verre à un verre — elle devient tonique et stimulante.

Dans cette proportion, « elle donne au sang, dit M. Dauvergne, certains principes salins, corrige la composition chimique de quelques sécrétions, détermine directement des excrétions et convient principalement toutes les fois qu'il s'agit d'effectuer des éliminations. »

Son usage ne peut pas être continué sans quelque rémission et il est nécessaire de prendre certaine précaution; — car avant d'être parfaitement supportée, elle donne de la pesanteur à l'estomac, une soif très-grande, quelquefois même des vomissements. — Aussi, il faut se comporter vis-à-vis de l'eau salée en boisson, comme on le doit faire pour toute autre eau minérale, si l'on ne veut voir survenir des accidents fâcheux. M. Nogaret rappelle que Pierre-le-Grand voulut habituer de jeunes matelots à boire de l'eau de mer en guise d'eau douce et qu'ils moururent à peu près tous ; cela n'implique pas, j'imagine, que l'eau de mer est toujours funeste, mais prouve seulement qu'elle ne peut servir de boisson habituelle.

Son goût est désagréable, amer et nauséabond. Mais on peut la mélanger, à l'instar des Grecs, avec de l'eau d'orge, du lait ou du miel, ce qui fait disparaître en partie son amertume.

On a cherché à la rendre plus agréable encore et même transportable en y incorporant de l'acide carbonique.

M. Paquier (de Fécamp) envoya à l'Académie de Médecine, des bouteilles d'eau de mer préparées par lui depuis quatre à cinq mois, et M. Rayer, rapporteur, concluait ainsi :

« J'ai pu constater :

1° Que c'était un purgatif puissant, qu'une bouteille d'eau de mer purge davantage qu'une bouteille d'eau de Sedlitz à 32 grammes ;

2° Que les malades l'ont prise sans répugnance et l'ont trouvée agréable au goût ;

3° Qu'aucun accident, aucune incommodité n'ont suivi son administration.

Nous croyons, en conséquence, que l'eau de mer épurée et gazeuse, préparée par M. Paquier, peut être employée avec avantage dans tous les cas où les purgatifs salins sont indiqués. Nous avons remarqué de plus, qu'elle a une action spéciale et favorable sur les individus atteints d'affections scrofuleuses. »

Cette épuration consistait en une simple filtration. En quoi les choses auraient-elles changé depuis 1843, époque où l'Académie sanctionnait, par son approbation, ce moyen d'utiliser l'eau de mer? En rien; mais M. Fonssagrives a mille fois raison : « Médicament vulgaire, médicament méconnu. »

Cependant, à dose altérante et modérée, elle convient parfaitement — un quart et un demi-verre par jour — dans les affections scrofuleuses, quelle que soit leur forme, ainsi que dans le rachitisme, — la chloro-anémie, — les cachexies anciennes.

L'eau de mer, nous le voyons, mérite donc dans le traitement marin, une place importante, comme eau minérale prise à l'intérieur et il n'est pas permis de négliger ce moyen quand il *s'agit de cure* sérieuse.

L'eau de mer à l'extérieur comporte évidemment toutes les applications usitées en hydrothérapie.

« L'hydrothérapie et la médication marine, dit M. Roccas, procèdent de la même manière : forcer l'économie, par des pertes de calorique, à produire une plus grande quantité de chaleur, et par suite accélérer le mouvement de décomposition, et plus tard de recomposition ; activer la respiration , et par suite la circulation ; enfin par tous ces effets, exercer sur l'innervation une influence réelle. L'accroissement des forces de la vie et l'éveil d'une énergie nouvelle dans toutes les fonctions sont aussi des effets qui sont communs à l'hydrothérapie et à la médication marine. »

Le principe utile de l'hydrothérapie, la réaction, est aussi celui véritablement efficace de la médication marine — et c'est ce qui a fait justement dire à M. Durand-Fardel: « — ce qu'on fait à la mer, c'est de l'hydrothérapie plus peut-être qu'une médication minérale. » Il n'y a aucun doute à cet égard et l'emploi de l'eau de mer par l'hydrothérapie est non-seulement rationnel, mais même indispensable et nécessaire dans bien des cas.

Le principal agent hydrothérapique est sans contredit la *douche.*

Tout le monde aujourd'hui sait ce que l'on appelle douche. C'est une colonne d'eau d'un certain volume tombant d'une hauteur déterminée et venant frapper un point du corps.

Suivant sa direction, la douche est descendante—latérale—ou ascendante;—selon le volume, on les distingue en douches à plein canal ou entières, ou bien en douches à trois-quarts, à demi, à quart de canal. Il faut encore séparer la douche pleine, de la douche en pluie, en arrosoir, en cercle, etc., suivant la manière dont l'eau s'écoule pour venir frapper le corps. Toutes ces formes de douches peuvent être employées selon l'intensité d'action que l'on veut obtenir et la sensibilité du malade.

La température peut aussi varier, et l'on emploie des douches froides, tièdes ou tempérées et chaudes.

Les douches chaudes comme les froides agissent par leur action révulsive sur la peau qu'elles rougissent rapidement en leur point d'application. — Les douches chaudes produisent aussi un effet par la chaleur qu'elles communiquent. Un point capital dans l'emploi des douches est relatif à la durée de leur application. Il arrive souvent que la douche prise sans conseil demeure inefficace, cela tient évidemment non pas à ce qu'elle est mal administrée, mais à sa durée même.

Comme effet, la douche est excitante lorsqu'elle est courte, et hyposthénisante quand elle est prolongée. — Dans le premier cas, elle procure une vive réaction, favorise la circulation et excite les fonctions de la peau en même temps qu'elle imprime à tout l'organisme un ébranlement salutaire; dans le second, au contraire, le réveil du système capillaire et périphérique est suivi d'un effet sédatif qui se traduit, dit M. Morin, (*) par la concentration du sang, le ralentissement du pouls et un sentiment de calme et de bien-être.

La durée de la douche est donc d'une importance majeure; — « c'est la clef de voûte de l'édifice, dit M. Fleury; sur elle repose toute l'action physiologique et curative du modificateur. »

(*) Loc cit.

En Allemagne, la durée de la douche froide varie de *une à cinq minutes* ; en France, de *cinq secondes à cinq minutes*, et, comme le recommande M. Dutroulau, elle ne doit jamais être poussée jusqu'à un quart d'heure.

La douche chaude peut être prolongée de quelques minutes.

Il n'est pas si indifférent qu'on le suppose de prendre des douches de telle ou telle façon, chaude ou froide, alternativement dans la même séance — et ce que nous avons dit, quoique très-brièvement, des effets des douches, fera comprendre l'importance de ce mode d'emploi de l'eau de mer et la nécessité de le bien régler.

La douche froide d'eau salée a des applications nombreuses ; s'ajoutant au bain, elle produit, dit M. Dutroulau, des effets que celui-ci ne saurait produire seul aussi sûrement ni aussi rapidement, ce sont surtout les cas où il existe une affection locale entée sur un état diathésique, et où il faut concentrer l'énergie du traitement sur la partie affectée tout en modifiant l'état général. Et il ajoute : « Il est aussi des personnes qui ne peuvent prendre le bain, soit à cause de l'impression morale qu'elles éprouvent ; soit par défaut de tolérance physiologique, et qui supportent mieux la douche modérée et progressive, arrivant même ainsi à pouvoir affronter la mer plus tard. Dans certains moments, enfin, l'inclémence du temps peut être un obstacle au bain pendant plusieurs jours, et alors la piscine ou la douche de l'hydrothérapie peut le remplacer et permettre de ne pas interrompre le traitement. »

Au point de vue thérapeutique, les douches s'adressent d'une manière générale, seules ou ajoutées aux bains, aux lésions chroniques et anciennes de la motilité et de la sensibilité. Ainsi, dit Gaudet : « Les douches d'eau de mer ont été appliquées avec un succès marqué sur les articulations engorgées et indolentes, par suite d'hydarthrose et d'anciennes entorses ; sur la colonne vertébrale et les membres d'individus frappés de paraplégie, d'hémiplégie, de rhumatisme musculaire ou fibreux à l'état chronique, de lombago ancien, d'incontinence d'urine ; enfin, sur la région hépatique dans certaines affections du foie.»

Les autres applications de l'eau de mer ont moins d'importance.

Les *Lotions*, très-appréciées en Angleterre, ne peuvent être et ne sont employées le plus souvent que comme moyen topique sur de vieilles plaies, ou pour réveiller la vitalité des membres dans certains cas de débilité générale.

Les *Affusions*, plus utiles, car elles favorisent l'action du bain, rendent de très-grands services en diminuant les effets primitifs des bains, tels que congestion, engourdissement; — locales, elles peuvent être résolutives, comme dans certains cas d'engorgements scrofuleux.

Les *irrigations* d'eau de mer sont plus rarement employées, mais quelquefois elles remplacent très-avantageusement les irrigations d'eau douce pour les plaies contuses ou autres et ont donné dans ces cas de très-bons résultats.

A ces moyens il faut ajouter les *demi-*

bains, dont on use dans quelques cas, pour exciter surtout la vitalité des membres inférieurs, et aussi les *bains de siége* qui réclament des indications spéciales et ne doivent jamais dépasser vingt à trente minutes. — Les douches en cercle et ascendantes, avec un appareil particulier, remplacent très-bien les bains de siége.

Citons encore les *pédiluves* qui ramènent chez les personnes ayant habituellement les pieds froids, une température plus convenable. M. le Dr Brochard se loue beaucoup de ce moyen pour certains enfants qui, trop couverts par des parents prudents à l'excès, transpirent abondamment dès qu'ils se livrent aux jeux et aux plaisirs de leur âge, et ont presque toujours froid aux pieds. « Les bains de mer et les promenades nu-pieds sur la plage, dit-il, tantôt dans l'eau, tantôt dans le sable, donnent une activité étonnante à la circulation capillaire des membres inférieurs. »

Enfin, dans des cas exceptionnels, on peut user de l'eau de mer en injections ou en collyres, mais les conseils autorisés sont alors de toute nécessité, et la pureté et la limpidité de l'eau, des conditions indispensables.

Il nous faut maintenant passer en revue un certain nombre de moyens thérapeutiques, de ressources diverses qu'offre la mer comme mode de guérison. Ces agents auxiliaires sont assez nombreux, mais non utiles tous au même degré. Nous indiquerons surtout les plus usités en même temps que leur mode d'action et les cas où ils conviennent.

Les *Bains de mer chauds* sont fréquemment employés. — Il ne faut point s'en étonner, et ainsi appliquée, l'eau de mer est parfaitement assimilable aux eaux minérales chlorurées sodiques. Ses principes salins sont fixes et on peut la chauffer sans lui enlever ses propriétés et atténuer son action. Le bain de mer chaud excite la circulation et les congestions capillaires, mais il ne faut pas trop élever sa température et on doit limiter sa durée : « A 35°, dit M. Dutroulau, celle-ci ne doit pas dépasser vingt à vingt-cinq minutes ; à 33° elle peut être d'une demi-heure à trois quarts d'heure. » — On peut user des bains chauds comme préparatoires ou adjuvants des bains froids ou directement comme agent thérapeutique, préparatoire au bain de lame, il doit descendre de 30° à 25° et durer de dix à quinze minutes.

Quelques personnes blâment cette pratique et considèrent qu'il est mauvais de commencer une saison de bains de mer par des bains chauds. Mais cette habitude est souvent indispensable pour les enfants et les personnes trop impressionnables au froid ; elle est moins nécessaire dans nos climats que dans ceux plus froids du Nord.

Comme agent thérapeutique, les bains chauds s'appliquent à bien des cas. Dans ceux où l'eau froide ne peut être supportée, le bain chaud convient parfaitement et en particulier chez les personnes avancées en âge. Ils s'emploient surtout dans certaines formes anciennes de rhumatisme, de scrofules. « Les goutteux et les épileptiques peuvent aussi dans quelques cas, dit M. Morin (¹), prendre avec un bon résultat des bains de mer chauffés. »

(¹) Loc cit.

Quelques douleurs anciennes, rebelles aux eaux sulfureuses thermales, ont été radicalement guéries par ce moyen. Les plaies de longue date, les trajets fistuleux sont vivement excités par l'usage des bains chauds.

Parmi les maladies qui les contre-indiquent, il faut citer les maladies organiques du cœur et aussi les affections des voies urinaires, surtout avec un peu d'inflammation, telles que la cystite, le catarrhe vésical.

Quelques auteurs, Lallemand entr'autres, pensent avec quelque raison qu'il importe de lutter pendant l'hiver contre les maladies chroniques, et appliquant cette idée au traitement de ces affections par les bains de mer chauds, ils trouvent qu'une saison d'hiver serait utile dans quelques établissements spéciaux. — La pensée est certainement juste, mais l'application pratique a peut-être quelques inconvénients.

Les douches chaudes sont le complément, ou mieux l'auxiliaire utile des bains chauds, et s'emploient dans les mêmes cas.

On peut ajouter aux bains chauds et aux douches, les bains et les douches de vapeur qui peuvent être appliquées dans les mêmes cas et souvent avec beaucoup de succès.

Le *Bain de sable* — arénation — est employé dans quelques localités où la présence des dunes rend surtout son application facile.

On creuse une sorte de fosse ou baignoire dans le sable, puis on s'y plonge tout nu et on vous couvre le corps de quelques centimètres de sable. On s'abrite la tête avec un parasol et on reste ainsi dix à quinze minutes. Au bout de quelques instants, une transpiration excessive s'établit. — Cette abondante transpiration détrempe à son tour et dissout en partie les sels contenus dans le sable, d'où il suit une sorte d'imbibition cutanée qui ajoute à la surexcitation engendrée par la haute température du bain. On constate encore là les effets de la médication révulsive.— Dr MARCHAND.

Le sable doit être choisi de préférence sur

le bord de la mer, trop éloigné il n'en reçoit pas les sels bienfaisants.

Les Orientaux, les Arabes font souvent usage des bains de sable et leur attribuent des propriétés merveilleuses.

Habituellement sur les côtes, on les conseille pour les engorgements chroniques des articulations, la sciatique, l'atonie musculaire. Les rhumatismes avec congestions locales sont aussi quelquefois combattus avec succès par ce moyen. Mais ces bains ne sont pas toujours très-bien supportés, et il est bon que leur emploi soit surveillé avec soin.

Bains de vase. — A côté des bains de sable il faut placer ceux de vase, bien qu'ils soient inusités sur nos côtes comme moyen thérapeutique. Cependant il n'en est pas ainsi dans le Nord et surtout en Scandinavie, où aux bains de mer chauffés, on ajoute presque toujours l'emploi de la vase en friction. (Dor.) — Elle paraît agir mécaniquement, et l'irritation que ces frictions peuvent donner à la peau peut aller jusqu'à l'érythème. On n'a pas utilisé ce moyen en France , mais c'est peut-être encore parce que l'application en est trop facile, car les boues minérales sont employées journellement et la vase est la véritable boue minérale de l'eau de mer.

Il est encore quelques applications de l'eau salée, peu usitées, mais qui pourraient, il me semble, le devenir, surtout lorsque l'eau de mer ayant reconquis tous ses droits d'eau minérale sera employée sous toutes ses formes.

Les *Eaux-mères* sont utilisées comme bains dans les établissements hydrothérapiques réservés aux Eaux chlorurées sodiques. Elles commencent à l'être dans quelques stations maritimes — Le Croisic, par exemple. — Ces bains sont encore d'un usage peu répandu, parce qu'ils demandent certaines dispositions particulières et des installations spéciales , mais ils ont leur application fondée et rationnelle.

Le sel marin, résidu des Eaux-mères des salines, et que dans l'Ouest on recueille avec le plus grand soin , mais avec peu d'avantage commercial, est réuni en grande masse sur des terrains destinés à cet usage près des marais salants. Ces masses se sèchent peu à peu au soleil. — On a eu l'idée, principalement les gens de la campagne de prendre dans ces masses de sel, des espèces de bains, soit généraux, soit locaux ; et j'ai rencontré plusieurs personnes qui en avaient, disaient-elles, retiré quelques bons effets, pour des douleurs rebelles des membres et des articulations (entorse ancienne). — Mais c'est un moyen peu pratique et qui ne se recommande guère scientifiquement.

Enfin à cette énumération des applications diverses de l'eau de mer, il faut ajouter les injections, les lavements, les cataplasmes ou compresses imbibées d'eau, suivant les indications particulières et dont les malades ne peuvent en aucun cas prendre eux-mêmes l'initiative.

Les plantes marines en applications topiques ont été aussi mises en usage et on emploie quelquefois dans le traitement de certaines plaies blafardes et d'engorgements glandulaires les cataplasmes de *fucus*.

M. Pouget dit à propos de ce moyen :

« Nous nous rappelons avoir vu M. Fages, chirurgien en chef de l'hôpital Saint-Éloi de Montpellier, guérir par ce moyen une tumeur blanche de l'articulation tibio tarsienne avec fistules. On recouvrait les parties malades de cataplasmes froids arrosés d'eau de mer ; les altérations étaient si graves, qu'il avait été question de pratiquer l'amputation. M. le professeur Fages faisait remarquer aux nombreux élèves qui suivaient sa visite, cette belle guérison, de même que celle d'ulcères écrouelleuses que portaient autour du cou un jeune homme et deux enfants du département de l'Aveyron, chez qui il avait associé l'eau de mer à l'intérieur, et son application locale avec des plumasseaux de charpie imbibés de cette eau et renouvelés plusieurs fois par jour. »

Pour être exact, il nous faudrait citer encore les bains d'air marin que des personnes prennent quelquefois comme moyen de guérison, ne pouvant supporter ni les bains froids ni les douches ; mais nous parlerons plus loin de cette sorte de bain, en nous occupant de l'action, comme hygiène, de l'air marin.

CHAPITRE CINQUIÈME

—

HYGIÈNE GÉNÉRALE DES BAINS DE MER

L'Air et la Mer — Acclimatation — Alimentation — Emploi du temps — Age — Sexe — Tempéraments — Habitudes morbides — Le Traitement marin — Conditions du traitement.

« L'hygiène du baigneur, dit M. le D* Brochard, est une question d'une haute gravité qui, seule, assure le succès ou l'insuccès des bains de mer, et cependant, grâce à la mobilité d'esprit qui nous caractérise, c'est la question dont on s'occupe le moins lorsqu'on se décide à employer ce moyen thérapeutique. »

Le fait n'est malheureusement que trop vrai et chaque saison, nous voyons à l'heure la plus brillante des bains de mer, les lois

n

de l'hygiène violées et répudiées sans pitié ; les fêtes de toutes sortes font place aux soins et aux prescriptions médicales ; ce n'est plus le désir de conserver ou de fortifier sa santé qui semble avoir réuni tant de monde, c'est le plaisir.

Et pourtant le voisinage de la mer rend les côtes, non pas inhospitalières, loin de là, mais certainement dangereuses pour tous ceux qui ne veulent pas se soumettre aux exigences du milieu dans lequel ils se trouvent, et qui, après avoir changé pour ainsi dire de pays, ne cherchent point à modifier leurs habitudes.

Nous envisagerons donc sous ce titre *hygiène générale des bains de mer*, ce qui a rapport, d'une part, aux soins que demande le séjour accidentel aux bords de la mer, passant en revue les règles principales qu'il faut suivre dans la vie de chaque jour pour user largement des principes vivifiants de l'air et de la mer, sans en éprouver d'effets fâcheux ; puis, d'autre part, nous nous occuperons de ce qui regarde spécialement le bain de mer et comme hygiène et comme traitement, et à ce propos nous rappellerons les précautions que comportent les cures par l'eau de mer.

L'AIR ET LA MER.

Acclimatation. — Le choix d'une plage doit se faire avec réflexion, et à moins d'agir en touriste ou en voyageur insouciant, il n'est guère permis de se mettre en route sans s'être fait à l'avance un plan et proposé un but.

Mais dès que le projet conçu doit recevoir son exécution, quel que soit le lieu choisi, si grande que puisse être la distance à parcourir, les voies de fer y transportent aujourd'hui en un clin d'œil.

Cette rapidité a certains agréments en même temps que de grands dangers. — Passer, en effet, dans l'espace de quelques heures, d'un climat sec, chaud, d'une altitude élevée, aux bords de la mer, dans une atmosphère humide et quelquefois fraîche, n'est pas sans inconvénients, et plus d'une nature délicate, plus d'une constitution affaiblie, impressionnable, ne peut supporter ce brusque changement, sans en souffrir.

Aussi doit-on, dans la majorité des cas, suppléer à cette soudaine implantation dans des conditions autres de vie, par l'acclimatation.

Il faut, en effet, avant de songer aux bains de mer, s'orienter en quelque sorte au milieu de toutes ces nouveautés de l'existence: air plus vif, lumière, vents..., etc., et s'habituer à leurs effets presque graduellement. Les premières heures, les premiers jours, on ne doit pas avec une curiosité avide, se précipiter sur la plage ou courir sur la falaise, comme à la conquête de l'air marin. Il se donne sans façon et sans combat; il faut d'abord aller le chercher plus loin, dans les terres. Là, il est moins vif, adouci par l'air continental, il est donc plus facile à supporter; je ne parle ici que des natures délicates et très susceptibles, car dans la majorité des cas, l'air marin est bien supporté, et quelques jours passés au milieu de cette atmosphère nouvelle, ont suffi largement pour habituer à son action.

La période d'acclimatation variera donc suivant les personnes et leur impressionnabilité à l'air marin; mais toujours il faut lui sacrifier quelques jours et ne jamais, à peine sorti de wagon, commencer son traitement.

L'*habitation*, à laquelle Michelet attache une si grande importance, est une de ces conditions de la vie qu'on ne règle jamais; car, donner à l'habitation des lois sévères, et ne pouvoir, dans la majorité des cas, les faire observer, est tout au moins inutile.

Cependant certaines conditions de santé imposent l'obligation de se rapprocher autant que possible de la plage : Ce sont d'abord les infirmités ou maladies rendant la marche pénible ou difficile, puis encore les états particuliers, — en général affections nerveuses — pour lesquels le traitement doit, en quelque sorte commencer par l'emploi de l'air marin seulement. En dehors de ces cas, l'habitation peut être un peu éloignée de la côte; mais en général, le séjour au bord de la mer est très salutaire et rend plus complète l'action des bains.

Alimentation. — L'alimentation, sur le bord de la mer, doit être surveillée avec soin. L'appétit, excité d'abord par l'air marin et ensuite par l'usage des premiers bains, veut être satisfait, cela est certain. Mais la nourriture la plus substantielle, les aliments les plus réconfortants doivent venir en aide au traitement, en donnant à la masse sanguine les éléments qui lui manquent et au corps débilité la force qui lui fait défaut.

L'attrait de la nouveauté fait souvent rechercher près de la mer, les aliments qu'elle fournit, et bien qu'il soit permis de satisfaire ce désir naturel, il faut néanmoins se garder de tout usage immodéré et de tout abus.

Parmi les aliments que livre la mer, il faut compter des poissons, des mollusques ou coquillages et des crustacés.

Comme pouvoir nutritif les poissons de mer l'emportent peu sur ceux d'eau douce. Cependant, quelques-uns contiennent une assez grande proportion d'azote et de carbone; tels sont la *raie*, la *morue*, le *hareng*...; mais leur digestibilité, plus grande et plus facile, les rend surtout préférables aux poissons d'eau douce.

Il importe de faire remarquer à ce sujet qu'on doit tenir un compte sévère des appétences particulières et individuelles; certains estomacs ne peuvent supporter le poisson quel qu'il soit, et il ne faudrait pas s'autoriser d'une digestibilité plus facile du poisson de mer pour chercher à vaincre une susceptibilité organique bien reconnue et maintes fois constatée. Pour ces estomacs rebelles, les poissons de mer produiraient certainement les mêmes effets que ceux d'eau douce. — Il y a quelques années, j'ai donné des soins à un jeune homme, M. Al... J..., qui ne pouvait jamais, sans en être indisposé, manger de poisson d'eau douce. Il voulût goûter, seulement du bout des lèvres, c'est-à-dire en petite quantité, de la *sardine*, et il eut une indigestion formidable avec des crampes d'estomac et des douleurs atroces, etc.

A part ces prédispositions particulières, individuelles, véritables idiosyncrasies, on peut regarder le poisson de mer comme un aliment de facile digestion. Il convient de distinguer les différents poissons comestibles entre eux, car ils n'ont pas tous la même réputation et la même valeur comme aliment. Les plus recherchés sont le *turbot*, le *bar* ou *loubine*, la *plie*, la *sole*, le *rouget*, la *barbue*, la *raie*..., qui se pêchent sur toutes nos côtes. D'autres poissons se prennent dans certains parages et à des époques déterminées : le *maquereau*, le *hareng*, la *sardine*, etc. — Ces poissons se pêchent en grande quantité et sont l'objet d'une industrie particulière qui a pris depuis quelques années beaucoup d'activité. — Les poissons conservés soit par la salure, soit par les corps gras, ne sont plus comme aliments dans les conditions des poissons frais. Les éléments que l'industrie y ajoute pour les conserver, les rendent d'une digestion plus laborieuse, et ils ne peuvent être ingérés sans fatigue pour l'estomac qu'en petite quantité.

Parmi les crustacés que renferme la mer et qui servent à l'alimentation, il faut citer surtout le *homard*, la *langouste*, — différentes espèces d'une même famille, confondues souvent sous des noms divers, tels que *chevrettes*, *crevettes*, *bouquets*, *boucs* — et enfin les *crabes*.

De tous ces animaux, dont la chair est en général fort estimée, les plus recherchés comme aliments sont : la crevette palémon, le homard et la langouste, et une seule espèce de crabe, le *crabe tourteau*. La chair de la crevette est savoureuse et très-digestible. Il n'en est pas de même de celle du homard et de la langouste qui demande comme chacun le sait, à être fortement relevée par des condiments. La chair du crabe est encore plus lourde. Il faut donc apporter une grande modération dans l'usage de ces aliments.

Les coquillages ou mollusques comestibles sont en grand nombre, et les populations riveraines de l'Océan trouvent en eux une grande ressource pour leur alimentation.

Toutes les espèces qui vivent sur nos côtes ne sont pas également comestibles, et il en est certaines dont la chair, dure et coriace, n'est vraiment point appétissante. Mais quelques-unes ont, au contraire, une renommée telle que leur pêche et leur culture sont une véritable source de travail et de richesse pour certaines localités ; telles sont les huîtres blanches ou vertes, ainsi que les moules.

Les autres coquillages sont moins recherchés.

Citons parmi les plus connus :

La patelle vulgaire — quelquefois appelée *jambe;*

Les toupies ou sabots (*trochus, turbo*) vulgairement appelés *vignots, burgots, guignettes;*

Les bucardes ou sourdons;

Le solen *(couteau);*

Les clovis;

Les peignes *(pecten)*, dont l'espèce *pectunculus pectiniformis*, pétoncle, commune sur nos côtes, est très-estimée et fort agréable, cuite sur les cendres.

Toutes ces espèces, à la vérité, sont comestibles; mais, pour les bien supporter il faut un estomac fait à ce genre de nourriture ou d'une grande énergie; ceux, au contraire, paresseux, lents, difficiles, s'en accommodent généralement assez mal, et il n'en faut user pour eux qu'avec réserve.

La moule, plus véritablement alimentaire que les espèces précédentes, doit encore être l'objet de quelque précaution. — Elle entraîne quelquefois certains désordres que l'on a comparés à de véritables empoisonnements et que des auteurs ont attribués, les uns, à une altération même de la chair des moules, les autres, au frai du mollusque. D'autres enfin les rattachent à la présence d'un petit crabe (Pinnotheres pisum — *pinnothère pois*) que l'on trouve souvent dans l'intérieur des moules où il se loge et aux dépens desquelles il se nourrit, en prélevant pour son propre compte une légère part de la nourriture de l'animal. Mais on suppose aussi que ces accidents peuvent avoir pour cause la présence dans l'eau, du frai de certains zoophites caustiques. En tous cas, les accidents qui suivent parfois l'ingestion des moules, n'ont en général que peu de durée, et il est bon d'être prévenu de leur possibilité pour ne s'en point alarmer.

Enfin l'huître, éminemment comestible, d'une saveur exquise, d'une digestibilité très-grande, est excessivement recherchée, et à bon droit, par les gourmets. C'est un

aliment peu nourrissant à la vérité ; mais
dont le goût et la fraîcheur donnent à l'estomac une petite excitation très-favorable
à l'accomplissement de ses fonctions. Il ne
faut pas se repaître de ce coquillage, car il
est peu nutritif, et Brillat-Savarin rapporte
qu'en 1798 un sieur Laporte en mangea
jusqu'à trente-deux douzaines sans en être
rassasié et qu'après l'ingestion·d'une telle
quantité, il dîna et mangea encore comme
s'il eût été à jeun.

Un de nos naturalistes éminents, enfin,
Moquin-Tandon, a formulé un précepte,
aujourd'hui connu de tous, sanctionné par
l'expérience, et dont les gastronomes prudents ne doivent pas s'écarter, c'est celui-ci:
« Si les huîtres doivent être mangées pendant les mois dont le nom comprend un R,
les moules doivent l'être, au contraire,
pendant les mois sans R, c'est-à-dire mai,
juin, juillet et août. »

L'histoire de la culture des huîtres, des
moules, la pêche de tous ces mollusques,
les mœurs et coutumes de ce peuple du
rivage sont choses éminemment pleines
d'intérêt, mais hors de notre sujet. Pour

les baigneurs et les curieux, il est des heures de loisir, des journées d'orage ou de pluie, quelques moments de repos où tous ces petits mystères de la nature peuvent devenir l'objet d'une étude fort attachante.

Emploi du temps. — Il n'est pas, en effet, possible de consacrer toute la journée à la mer, au bain ou à son traitement. Il faut savoir diriger sa vie, alors que transplanté dans un pays nouveau, les relations sociales n'étant plus les mêmes, on se trouve maître de sa personne et de son temps.

Les promenades sur la grève ou sur le rivage sont éminemment agréables et utiles. Le matin surtout, alors que le soleil s'élevant dans l'espace, fait naître la brise qui souffle de la mer; cet air marin, tonique et vivifiant, vient donner à l'organisme une première impulsion qui réveille vivement les organes. Selon les heures, il est facile de varier les promenades, elles sont toujours salutaires et pleines d'attraits, quels que soient les spectacles qu'offre le rivage ou la mer. Outre ces mystères si attachants, ces secrets de la plage que M. Pizetta a

o

dépeints dans un livre très-instructif, et qui peuvent intéresser tous les âges, sans revêtir la forme dogmatique de l'enseignement et de l'étude, il y a les joies de la pêche, les amusements de la découverte, que sais-je, mille ressources délicieuses toujours nouvelles et toujours profitables.

Les promenades en mer, quelquefois plus difficiles à réaliser dans des conditions convenables de prudence, de sécurité, d'agrément que les courses sur le rivage, ont aussi de très-grands avantages. Elles vous transportent dans un milieu riche d'oygène, fortement ventilé, salin et l'action de cet air vivifiant est des plus salutaires.

Mais n'oublions pas qu'il faut toujours se garder des fraîcheurs de la brise et se vêtir convenablement. Les vêtements larges de toile ou d'étoffe mince, en usage pendant l'été, deviennent quelquefois insuffisants, et alors, ce qui était agréable et utile peut devenir dangereux.

La même recommandation s'applique aussi aux promenades du soir sur les bords de la mer; il faut là encore prendre de grandes précautions et ne jamais oublier le danger des soirées qui, sur nos côtes, sont toujours fraîches et humides.

A ces considérations générales qui s'adressent aux baigneurs, aux malades, ainsi qu'aux voyageurs bien portants, et ne venant chercher aux bords de la mer que le plaisir, il faut ajouter quelques observations qu'il importe de bien connaître.

Age. — Parmi ces considérations, ce qui a trait aux âges a une grande valeur. En effet, l'influence hygiénique de l'air marin et des bains de mer s'applique à tous les degrés de la vie et atteint tous les âges.

Le nombre des enfants à la mamelle, dit M. Dutroulau, qu'on voit tous les étés aux bords de la mer, témoigne des effets favorables qu'ils en ressentent en général. Mais l'influence de cet air marin se fait sentir aussi sur la nourrice et l'enfant en profite encore de cette façon.

Les enfants de tout âge, pâles, étiolés, affaiblis par le séjour des villes, languissants, se trouvent bien de cet air nouveau, salin, pur et vivifiant. Rien ne leur est si salutaire que de courir sur la plage, jambes et pieds nus, si elle est bien sablonneuse, à leur aise dans des vêtements amples et simples, abrités cependant contre les ardeurs du soleil, et jouant sans crainte et sans réserve avec toute l'ardeur de leur âge. Même dans les situations les plus confortables des grandes villes, rien ne peut remplacer ce libre développement au souffle de la mer, cet exercice un peu sauvage, ces amusements avec l'onde, le sable humide, les coquilles, etc. ; car, tout en jouant, l'enfant reçoit de la main bienfaisante de la nature des trésors de santé. Mais il faut aussi veiller à ne pas compromettre, par des soins mal entendus, la bonne influence de cette excitation vitale de la mer.

L'enfant fatigue son corps par des exercices répétés; il a besoin de repos, et il faut le soustraire à ces prétendus divertissements du soir, qui, en même temps qu'ils le privent de son sommeil, l'exposent aux intempéries des soirées d'été quelquefois très-funestes aux bords de la mer.

En outre, son appétit excité par cette vie active et par l'air marin devra être satisfait d'une façon régulière, c'est-à-dire que les repas seront réglés pour l'enfant avec plus de soin encore que pour de grandes personnes, afin que sa digestion non troublée soit facile et salutaire.

A propos de l'hygiène des enfants aux bords de la mer, il serait bien intéressant de passer en revue toutes les misères que subissent ces charmants petits êtres, soit à cause des exigences sociales ou mondaines, soit à cause des idées préconçues et plus ou moins fondées que chacun se fait sur la direction physique et morale à donner à l'enfant. Mais ce n'est point ici le lieu ; ces intéressantes questions ont occupé un grand nombre d'hygiénistes et de médecins distingués, et je renvoie les lecteurs curieux à ces sources fécondes ; pour moi, je résume l'hygiène de l'enfant aux bords de la mer par ces quelques conditions : Liberté dans les jeux, dans les exercices, dans les mouvements, — nourriture salutaire et régulièrement prise, — repos réparateur.

L'enfant grandit, et pendant le dévelop-

pement constant de son corps et de ses
organes, il éprouve des moments de faiblesse, de souffrance qui sont attribués à
juste titre à la croissance même. Chez certains enfants, en effet, ce développement
a lieu comme par secousses, et chacune
d'elles se fait vivement sentir. L'action de
la mer et de l'air marin est particulièrement
efficace pour remédier à tous ces troubles
fonctionnels. — L'activité qu'éprouve l'organisme, a un auxiliaire puissant dans la toni-
cité imprimée aux tissus par l'emploi du
traitement marin ; l'assimilation est excitée
et le corps trouvant aisément des éléments
d'accroissement, les organes se développent
sans souffrance. Les exemples à l'appui de
cette vérité sont aujourd'hui tellement nombreux qu'il est inutile d'en citer. Le fait est
bien acquis et le succès le plus complet a
toujours confirmé les tentatives faites pour
permettre à cette période de l'enfance de se
passer sans troubles et sans accidents. Tous
les auteurs insistent sur ce point de l'application de la mer, et tous se félicitent des
heureux résultats qu'ils ont obtenus. M.
Brochard surtout, qui s'est fait l'historien
de l'enfant aux bains de mer, appelle d'une

manière particulière l'attention des praticiens sur les avantages qu'on peut retirer de l'emploi de la mer pendant la période de la croissance.

Outre la croissance, l'enfant doit encore lutter contre un moment, sans dangers il est vrai, mais qui s'annonce avec quelques particularités émouvantes : — l'heure de la puberté. Cette perturbation organique a un double retentissement, sur le moral et sur le physique, et il n'est pas indifférent de la laisser s'achever sans la suivre d'un œil attentif. En effet, les changements qui surviennent alors dans l'organisme, les sensations nouvelles qui réveillent et émotionnent l'adolescent, ont quelquefois des conséquences plus graves qu'on peut le supposer. Aussi est-ce moins l'ère de la puberté, que l'éveil donné au jeune homme par la transformation qui s'opère en lui, qu'il faut suivre et pour ainsi dire protéger. Sous ce rapport, l'éducation de nos jours a ses dangers; le soin du corps est nul, et l'étude ou l'application de la pensée est tout ou presque tout. La faute, à mon sens, est grande, et malgré les tentatives qui se font aujourd'hui pour donner à ces deux grands intérêts une légitime satisfaction, le corps n'est pas suffisamment rétribué. Il ne faut pas donner à l'adolescent le temps de songer à lui-même ; ses préoccupations, toujours extérieures, doivent entraîner sa pensée au-delà de sa propre existence, et l'heure de la puberté ne doit pas être celle de la rêverie ou de la méditation. Aussi, près de la mer, là où les ressources d'activité corporelle sont grandes, là est la santé. Car, non-seulement par son action, elle facilitera puissamment cette transformation organique, mais encore par ses moyens d'occupation, par ses nouveautés, elle deviendra un secours énergique pour apaiser cette lutte intérieure entre les organes et la pensée.

L'homme a ses faiblesses, et si dans la vie il use ses forces au travail et quelquefois au plaisir, la puissance vitale se perd en effet peu à peu chez lui. Passions, soucis, veilles ou débauches, que de choses concourrent à altérer sa santé. Le remède à cette consomption lente et fatale serait dans la raison et la sagesse ; mais qui l'accepte ou voudrait l'accepter? bien peu, assurément. Ce remède — la mer, bonne et généreuse, comme dit Michelet, le donne aussi et elle le donne avec le plaisir, avec la gaîté. Il est difficile, sans doute, d'analyser dans son essence, dans ses mystérieuses relations, l'effet de la mer sur ces altérations insensibles, non évidentes; cependant cette action est bien réelle. Certainement, la mer ne produit pas seule de si heureux résultats, c'est aussi le repos, le changement d'habitudes, le milieu nouveau physique et social; mais outre ces influences diverses, incontestablement la mer est toute-puissante à relever ces organisations affaiblies, débilitées et que la vie de chaque jour use et détruit.

Le vieillard y trouve peut-être moins de soulagement que l'adulte, car, très-souvent, il porte en lui plus que de la faiblesse, et déjà des troubles organiques profonds contre lesquels la mer est impuissante, quand elle n'est pas dangereuse. Mais, à moins de contre-indication formelle, ce que le médecin doit être appelé à constater et à défaut des bains, l'air salin, utile comme excitant

et comme tonique, réveille chez les vieillards les fonctions un peu lentes, et les
rend à la fois plus régulières et plus actives.

Sexe. — Pour la femme, il serait inutile
de faire aussi complètement que pour
l'homme, l'examen des âges. Les mêmes
phénomènes de croissance, de puberté, se
manifestent en effet, chez la femme, et
à elle, aussi bien qu'à l'homme, peuvent
s'appliquer toutes les considérations que
nous avons fait valoir en faveur des bains
de mer. Nous ne nous occuperons donc de
la femme qu'au point de vue particulier du
sexe.

L'époque de la menstruation est le signal
d'une existence nouvelle; outre l'émotion
morale vive, qu'éprouve la jeune fille à la
vue de ce phénomène, il faut aussi compter avec les désordres organiques plus
grands chez elle que chez l'homme par
l'établissement de la puberté. Quand la
période menstruelle s'établit difficilement,
ou bien au contraire, lorsqu'elle provoque
dans l'organisme des modifications trop
brusques, nous avons vu que les bains de
mer étaient le plus souvent salutaires, et

nous avons déjà dit (p. 96) de quelle façon ils devaient être pris ; nous ne reviendrons pas sur cette question. Néanmoins, son importance est grande ; car bien des jeunes filles souffrent véritablement dès le moment où la menstruation s'établit chez elles ; leur teint pâlit, leur appétit disparaît, etc., et tous ces déraillements fonctionnels, dont on trouve la cause dans un sang appauvri par un trouble manifeste de la fonction menstruelle, peuvent complétement disparaître par les différentes applications de la mer.

L'époque menstruelle, qu'elle apparaisse chez la jeune fille, chez la femme, veut être respectée, et pendant son évolution, les bains doivent être proscrits. Il faut surtout suspendre tout traitement pendant la période active ; mais on peut, sans inconvénients bien grands, ne tenir aucun compte des petits écoulements sanguins médiocrement colorés qui suivent la perte et qui, chez quelques femmes, peuvent durer assez longtemps. Dans les cas irréguliers, dans les circonstances imprévues, il vaut mieux quelquefois demander d'abord les conseils de l'art qu'agir trop sans façon ou au contraire avec une prudence excessive.

Nous avons vu aussi pour les accidents liés à la cessation des règles quels. pouvaient être les cas où les bains de mer trouvaient leur place, nous n'y reviendrons pas.

Mais un autre état organique propre à la femme, la *grossesse*, demande une certaine prudence dans l'emploi des bains de mer. Il convient, en effet, de faire remarquer que, suivant l'époque de la grossesse, la facilité avec laquelle elle est supportée ou les accidents qu'elle peut entraîner, il faut renoncer à l'usage des bains ou en continuer l'emploi. D'une manière générale, on doit les proscrire dans cet état, et on ne peut les conseiller que dans quelques cas exceptionnels; mais il faut toujours, dans ces circonstances, prendre l'avis d'hommes prudents et expérimentés, car l'action de la mer pourrait être souvent funeste! Ce qu'on peut redouter dans cet état, c'est moins l'action du froid, et l'impression première du bain, que le choc des lames et les mouvements violents des flots. Mais quelquefois, dit M. Dutroulau, des grossesses n'ont pu être menées à terme pour cause de faiblesse constitutionnelle, et les bains de mer courts, pas trop répétés, pris enfin, dans de bonnes conditions, ont produit sur une nouvelle grossesse de très-heureux résultats, en corrigeant l'état général ainsi que la faiblesse. La prudence, on le voit, doit donc être toujours et dans tous les cas, la première condition de traitement.

Ce que nous avons dit de la grossesse peut s'appliquer à l'allaitement. Cet état particulier, chez la femme, peut s'accommoder de l'emploi des bains et c'est pour ainsi dire la règle ; mais dans quelques cas, il n'en est point ainsi; les seins deviennent sensibles, sont le siége de congestions et de fluxions sanguines; la prudence sera donc encore ici une bonne conseillère.

Tempérament — Constitution. — Après l'âge, le sexe, il nous faut parler des tempéraments. Je serai bref sur ce point, car la position scientifique du tempérament est telle qu'il est assez difficile de préciser d'avance à quel genre convient le bain, tant sont grandes et multiples les différences individuelles en fait de tempérament. C'est, au reste, une question qui demanderait, je crois, une étude complète, car sa part dans la science est mal définie. Cependant il est certain, qu'il est des natures auxquelles le bain de mer ne convient nullement et sur lesquelles son action est tellement puissante qu'il occasionne une véritable souffrance pour l'organisme et cela, sans aucun profit. Les constitutions nerveuses surtout, sont dans ce cas, et lorsqu'elles sont exagérées, elles éloignent complètement de la mer. Mais il faut prendre garde aussi que souvent on accuse le bain, quand ce sont les conditions mauvaises du bain ou les dispositions particulières où se trouve l'individu, qui sont coupables. Il est donc important de ne pas se hâter de porter quelquefois un jugement trop absolu, et de se déclarer réfractaire par tempérament à la mer ; on pourrait souvent faire erreur.

Cependant, les constitutions faibles, les tempéraments lymphatiques sont de ceux à qui les bains sont éminemment profitables.

Habitudes morbides. — Il faut ranger

dans cette catégorie non pas de maladies, mais d'états particuliers qui dégénèrent promptement en maladies, certaines manières d'être individuelles, conciliables avec l'état de santé, et qui, néanmoins, fatiguent le corps et peuvent nuire à l'équilibre fonctionnel qui est la santé. Ainsi la corpulence exagérée, l'obésité naissante sont très-heureusement combattues par la mer. La calorification inégale des extrémités, comme nous l'avons vu, s'accommode très-bien des pédiluves marins, des promenades nu-jambes sur le sable humide, et cet état est si commun chez les enfants que cette recommandation s'applique plus spécialement à eux.

Chez les adultes, l'incontinence d'urine nocturne, plus rarement diurne, les pollutions nocturnes, et, à leur suite, l'épuisement nerveux sont aussi très-bien modifiées par les bains de mer. Quand ces états dégénèrent en maladies véritables, il faut alors diriger contre eux un traitement méthodique et actif.

Enfin citons chez les femmes, les grossesses multipliées amenant certains troubles fonctionnels et qui s'améliorent par l'emploi des bains.

LE TRAITEMENT MARIN.

Conditions du traitement.— Il nous reste encore à examiner quelques conditions générales de tout traitement marin, connues, il est vrai, de la plupart des baigneurs, mais que nous ne pouvons cependant omettre parce qu'elles pourraient être étrangères à quelques-uns.

La saison des bains de mer s'étend du 1er juin au 1er octobre, elle comprend donc quatre mois; mais aux deux extrêmes de la saison, les bains sont souvent impraticables, soit parce que l'été est tardif, ou l'automne, humide et pluvieux. Sur nos côtes, on ne peut guère espérer prendre des bains avant le 15 juin. Le mois de septembre est souvent beau, surtout dans la première quinzaine. — Il reste donc, en vérité, trois mois pleins qui constituent la vraie saison des bains de mer.

Suivant la coutume des Eaux, et si l'on

adopte pour les bains de mer qu'une *saison* est le temps nécessaire au traitement, celleci n'aura certainement pas cette durée de trois mois. — Car une saison de bains, comme traitement curatif et comme moyen thérapeutique, ne doit guère dépasser un mois.

Il faut apporter une certaine précaution dans le choix du temps pour commencer les bains et autant que possible, le premier doit' être pris par un beau temps. — On ne doit pas se trop préoccuper ensuite des influences atmosphériques, car elles modifient peu l'état de la mer et n'agissent que comme éléments secondaires rendant, quelquefois seulement, la réaction plus difficile. Aussi faut-il, dans ce cas, prendre son bain plus court, se hâter davantage à se revêtir et rappeler, par un exercice plus actif, la circulation et la chaleur.

Les pluies cependant sont souvent un obstacle aux bains, cela se comprend sans peine ; mais après les orages, si la température a un peu baissé, ou si le temps couvert est menaçant, l'abstention devient inutile dès qu'on a commencé son traitement ;

p.

car, je l'ai dit, ces conditions ne sont qu'accessoires pour le bain lui-même.

Les grandes chaleurs ont peut-être plus d'inconvénients et peuvent souvent occasionner quelques accidents, soit à cause du saisissement trop vif à l'entrée, soit à cause des congestions partielles du côté de la tête. Aussi a-t-on accusé les jours caniculaires d'être peu favorables aux bains de mer, et dans nos ports de mer, c'est même un préjugé assez répandu ; par des chaleurs excessives, se manifestant ces jours-là, et justement alors pour les raisons que nous donnions à l'instant, ce préjugé aurait un semblant de raison, — mais hors de ces circonstances il n'en est rien.

Le plus ordinairement, il convient de prendre seulement un bain par jour et nous avons vu souvent la lassitude arriver rapidement par l'usage journalier de deux bains. Du reste, les marées ne le permettent pas toujours, et en général, il vaut mieux n'en prendre qu'un.

Si l'on joint aux bains, l'usage des douches et de l'hydrothérapie, on doit apporter une certaine mesure dans l'emploi de ces différents moyens et régler d'une façon méthodique chaque chose.

Suivant les individus et leur impressionnabilité, il faudra varier les combinaisons thérapeutiques. Ainsi , si le traitement le plus ordinaire comporte trente bains, vingt douches et quelques bains chauds; suivant les cas, il conviendra d'augmenter ou de diminuer les douches, ainsi que les bains chauds ou les douches chaudes.

On conçoit que nous ne pouvons ici donner des règles fixes pour des moyens qui réclament impérieusement une direction particulière et qui doit être mesurée sur l'impressionnabilité individuelle.

A ce que nous avons dit sur l'âge et sur le sexe, il faut ajouter qu'on peut baigner les enfants à partir de deux ans, et que les adultes peuvent user des bains jusqu'à cinquante ans; mais cette limite extrême n'a rien de précis, car on voit souvent des vieillards de soixante et soixante-dix ans en prendre sans inconvénient; mais les difficultés de la réaction doivent les rendre extrêmement prudents.

Pour les femmes, il convient de partager

la saison par une époque menstruelle plutôt que de choisir pour moment d'un traitement, l'intervalle de deux époques. — En outre, il faut toujours tenir compte de ce temps perdu pour le traitement et qui amène nécessairement un repos après les premiers bains.

CHAPITRE SIXIÈME

—

PLAGES DE L'OUEST.

Principales stations maritimes. — Le Croisic — Les Sables d'Olonne — La Rochelle — Les Iles d'Oleron et d'Aix — La Tremblade — Royan — Arcachon — Biarritz.

S'il est permis de rapprocher les Eaux thermales des stations maritimes, il faut, tout en faisant ce rapprochement, se bien persuader qu'il ne saurait être complet.

En effet, l'eau de mer est une ; et ce qui constitue les différences des stations maritimes entre elles, ce sont surtout les conditions météorologiques, les influences atmosphériques, en un mot le climat. Pour les Eaux thermales, il n'en est plus de même ;

et toutes leurs propriétés sont contenues dans l'eau même, à part cependant les effets que produit le changement de pays, d'habitudes, toutes choses importantes à la vérité. Mais dans les stations thermales, chaque source a son individualité, sa constitution particulière ; et c'est ainsi que les pays pourvus de plusieurs sources de minéralisation différente, voient arriver un grand nombre de maladies qui s'adressent, chacune à la source qui lui convient.

Pour les stations maritimes, il n'en est pas ainsi et il n'est point exact de penser que chaque plage a des vertus propres et réclame un certain genre de malades; — cela n'est pas. Mais, ainsi que l'a très-nettement formulé M. Dutroulau et comme nous l'avons dit au commencement de cet ouvrage, on peut très-justement considérer qu'il y a dans l'ensemble des conditions atmosphériques propres aux côtes de France une distinction profonde, réelle, et non point arbitraire entre le Nord, l'Ouest et le Midi. Les différences climatériques bien plus que les variations de l'eau salée constituent la raison de cette séparation.

Il n'y a donc à proprement parler que trois stations maritimes en France : le Nord, l'Ouest et le Midi, et par là, j'entends trois milieux où les résultats du traitement marin puissent être les mêmes.

« Nous ne nous lasserons pas de répéter, dit M. Dutroulau, [1] qu'il ne suffit pas d'être aux bords de la mer pour être plongé dans un milieu marin, mais qu'il faut, en outre, que la topographie et la direction des vents locaux y fassent arriver en plus ou moins grande abondance l'air de la pleine mer. La latitude de la région maritime, le temps et la saison, qui entrent pour une si grande part dans les impressions causées par l'air, sont autant de conditions qu'il faut prendre en considération quand on veut entreprendre cette hygiène ; ce qui équivaut à dire que, lorsqu'on a besoin d'un climat vif et fortifiant, il faut se diriger vers les régions du Nord ; que si l'on a à se préoccuper des impressions d'un air trop vif, tout en ayant besoin de l'influence marine, c'est sur les côtes européennes de l'Atlantique qu'il convient mieux de choisir son climat ; que si,

[1] Loc. cit.

enfin, la double impressionnabilité nerveuse et morbide réclame un climat encore plus chaud, c'est vers les bords du grand lac méditerranéen et oriental qu'il faut émigrer, tout en considérant que là l'exposition et la direction des vents excluent ou favorisent le bénéfice des propriétés marines de l'air. »

Après ces considérations et ayant exposé déjà les conditions climatériques des plages de l'Ouest et étudié leurs effets thérapeutiques, il ne saurait entrer dans ma pensée de donner à telle ou telle station maritime de l'Ouest une supériorité marquée sur celles qui l'avoisinent, supériorité curative bien entendu.

Ce n'est donc pas à ce point de vue que je viens présenter les plages de l'Ouest, parce qu'à mon sens, ces distinctions ne seraient point fondées et nullement justifiées par l'expérience. Je les indiquerai donc sommairement, croyant que les conditions de convenances particulières, de relations, d'habitudes, seront les seules qui devront appeler les baigneurs ici plutôt que là.

Nous suivrons donc seulement l'ordre géographique et laisserons en toute liberté les baigneurs s'inspirer de leurs lumières ou des conseils d'autrui, ne voulant point faire des bains de mer une question de clocher, et l'envisageant, au contraire, à un point de vue plus élevé.

Le Croisic. — Le Croisic est la première station maritime de cette zône de l'Ouest parfaitement délimitée par M. Dutroulau.

C'est un chef-lieu de canton peuplé de 2,471 habitants, dans l'arrondissement de Savenay. La température y est douce, plus élevée que dans l'intérieur des terres, mais les matinées et les soirées y sont assez fraîches; la ville, bâtie à l'extrémité d'une petite presqu'île, est d'un accès facile aux vents.

L'Établissement des bains est construit aux bords de l'Océan et à l'extrémité de la ville; il se compose d'un grand nombre de chambres ayant vue sur la mer et de salons destinés aux bals et concerts. — A vingt mètres de l'établissement est une grande jetée d'un kilomètre qui sert de promenade aux baigneurs. La plage, dont l'inclinaison est très-faible, est formée de sable fin.

L'Établissement possède en outre une installation hydrothérapique complète,—piscines, douches, etc. — Les Eaux-mères y sont aussi utilisées.

Dans les environs, on remarque un petit bourg, *Batz*, qui a plusieurs plages et quelques hôtels, et une petite baie *le Pouliguen* qui possède aussi une très-belle plage.

Pornic est une petite ville de 1,700 habitants environ, située dans la baie de Bourgneuf et bâtie en amphithéâtre, ce qui lui donne un aspect pittoresque.

Le climat y est doux et assez égal, les maladies épidémiques y sont rares.

Sur la *Terrasse*, grande et belle promenade, se trouve le *Casino*, disposé pour recevoir les étrangers et les baigneurs.

La plage est très-étendue et présente plusieurs anses. Des cabines y sont installées.

On peut y prendre des bains de mer chauds.

Les Sables-d'Olonne.—La ville des Sables d'Olonne, chef-lieu d'arrondissement de

7,000 habitants, est bâtie sur une langue de sable. Cette situation, qui l'expose à tous les vents, contribue à la pureté de l'air. La plage des *Sables* est très-belle, d'une largeur de près de 8 kilomètres et composée de sable fin et doux. Sa réputation est ancienne, et bien avant la vogue extrême des bains de mer et les réclames retentissantes de Boulogne et de Trouville, les Sables avaient des baigneurs.

Le casino bien placé offre des distractions variées.

Plusieurs entreprises ou établissements de bains se font concurrence pour accueillir les baigneurs.

La Rochelle. — « *La Rochelle n'est pas une ville de bains proprement dite,* » dit un *Guide* aux bains de mer. Si c'est à la manière de Trouville, Granville, Boulogne et autres, où le luxe et le plaisir ont pris possession de la plage, le guide a raison; mais s'il n'est question que du bain en lui-même et non d'accessoires bien inutiles à mon avis, le guide a tort.

Pour répondre à cette allégation du *Guide*

qui ne considère pas La Rochelle comme un établissement proprement dit, et pour me mettre hors la question de clocher et ne pas prononcer un jugement qu'on pourrait trouver entaché de partialité, je citerai l'opinion du Docteur Decaisne sur les bains de La Rochelle :

« Les bains de mer de La Rochelle ne sont guère fréquentés que par les habitants du Centre et de l'Ouest de la France, et pourtant cette ville est admirablement située pour attirer de nombreux visiteurs ; son établissement de bains est très-remarquable sous le double rapport des commodités et du luxe ; la grève est douce et on jouit d'une température beaucoup plus élevée que sur le littoral normand. Il est à souhaiter que la facilité des communications par les chemins de fer donne à ces bains la prospérité qu'is méritent sous tous les rapports..... » (')

A l'époque où les Bains de mer n'avaient point encore de splendides casinos, d'établissements hydrothérapiques, d'historiens et de défenseurs, La Rochelle avait déjà

____

(') *Guide médical et hygiénique du Voyageur*, p. 421.

tout cela, et en 1829 (') M. le docteur Gasté constatait dans une brochure l'heureuse situation des bains Marie-Thérèse, l'efficacité des bains de mer sur nos côtes et les résultats heureux qu'il avait obtenus de leur usage dans certaines affections.

Les choses ne sauraient avoir changé depuis, loin de là ; la concurrence a transformé pour ainsi dire toutes nos côtes en établissements de bains. Deux surtout sont remarquables : les bains du Mail et les bains Richelieu. Leur situation sur la grève, les beaux jardins dont ils sont ornés, les ressources de toute espèce qu'ils offrent, font qu'il n'est plus permis de ne pas considérer La Rochelle comme une véritable station marine. Ajoutons aussi que l'hydrothérapie y recevant une large application peut encore lui permettre de rivaliser avec les plus fréquentées.

Enfin, La Rochelle offre aux baigneurs cet agrément particulier qu'il est permis de passer là une saison calme et tranquille, jouissant sans peine des bienfaits de la mer,

(') *Essai sur les Bains Marie-Thérèse*, par L.-E. Gasté, d. m. p. La Rochelle. — Mareschal. 1829.

sans être exposé aux entraînements des plaisirs de la plupart des stations maritimes d'aujourd'hui. Avantage inestimable quand il s'agit de restaurer sa santé , de réparer ses forces , de retremper sa constitution affaiblie.

Après avoir relevé ce que je considère comme une erreur, je dois maintenant examiner La Rochelle à l'égal des principales stations maritimes et lui donner place dans cette description rapide des plages de l'Ouest.

La Rochelle est une ville ancienne et pittoresque ; sa population est de 20,000 habitants environ. Située au fond d'une baie, la ville est baignée par la mer ; d'un côté de l'anse formée par le port et l'avant-port, se trouve une belle jetée plantée de tamarins ; de l'autre, une vaste promenade bordée d'arbres et appelée le Mail ; c'est de ce côté que sont situés les Bains.

Toute la côte est pour ainsi dire réservée aux établissements de bains de mer, et on peut en compter quatre, élevés avec plus ou moins de frais pour satisfaire aux différentes exigences de la population.

Les Bains de la *Concurrence* ont l'avantage d'une plage sablonneuse, assez belle et sont réservés aux hommes.

Les Bains *Louise* ont été construits pour les femmes seulement.

Ces deux établissements sont pour ainsi dire publics.

Les *Bains du Mail* et les *Bains Richelieu* que l'on trouve ensuite en remontant la côte, sont des établissements vastes, bien construits et disposés de façon à recevoir les étrangers, baigneurs ou malades. Ornés de beaux jardins, bien plantés et soigneusement entretenus, dominant la mer, ils offrent aux malades l'immense avantage de pouvoir respirer l'air marin dans des conditions particulières d'agrément, de commodité que l'on ne rencontre pas partout.

La Rochelle, comme station maritime, s'adresse, en effet, moins aux baigneurs de fantaisie et un peu avides de plaisir qu'aux malades et aux baigneurs tranquilles, soucieux de leur santé plus que de leurs amusements, et qui veulent tirer un profit réel d'une saison passée aux bords de la mer.

Enfin , les Bains Richelieu offrent , en outre , les ressources de l'hydrothérapie marine, sous ses différentes applications.

Ajoutons que le climat de La Rochelle est sain ; les inégalités de température et les transitions brusques y sont moins fréquentes qu'ailleurs. L'été y est généralement beau.

En quittant La Rochelle pour suivre la côte , on trouve des masses sablonneuses et différents plateaux qui se prêtent tous merveilleusement à l'usage des bains de mer. L'éloignement des habitations les a privés d'établissements dignes d'attirer l'attention, cependant le plateau d'Angoulins en compte un.

Entre La Rochelle et Rochefort, une de ces plages sablonneuses, celle de Fouras est connue et reçoit quelques baigneurs des environs. M. d'Auriac [1] résume très-bien les avantages et inconvénients de cette petite station maritime. Il s'exprime ainsi : « *Fouras*, situé à l'embouchure de la Cha-

[1] Bibliothèque du Voyageur : *Guide aux Bains de mer*, Eugène d'Auriac. 1866.

rente et à 14 kil. de Rochefort, a un petit port, presque en face l'île d'Aix. On y compte 900 habitants. Placé sur une presqu'île qui abrite une bonne plage, ce village reçoit un certain nombre de personnes qui viennent y chercher le repos et la santé plutôt que l'agrément. On n'y voit pas de casino, mais une simple tente dressée sur la plage pour abriter les baigneurs contre les feux du jour. On s'y baigne en famille, sans distinction de sexe, et pourtant avec décence et sans penser à mal. Toute la plage est bonne depuis la pointe de Châtelaillon jusqu'à celle de l'Aiguille et l'établissement de Bains est convenable. Cependant je ne saurais recommander cette station thermale à toutes les personnes. D'abord le sable s'y mêle parfois à une vase molle, due sans doute au voisinage de la Charente. On n'y trouve ensuite rien de ce qui est trop souvent devenu une nécessité pour les citadins; et puis, — chose déplorable pour un homme qui veut des bains de mer, — l'eau marine y est profondément altérée par le mélange de l'eau douce. »

Tout cela est parfaitement exact et je

n'insisterai pas davantage sur cette petite station dont l'importance est minime et l'avenir bien incertain.

La Tremblade, que nous rencontrons plus loin, après l'embouchure d'un petit cours d'eau, la Seudre, a une belle plage sablonneuse qui se termine au pertuis de Maumusson et se trouve en face de l'île d'Oleron.

La ville, petite, propre, chef-lieu de canton, compte environ 3,000 habitants. Elle est peu éloignée de la mer.

La Tremblade ne possède point, à proprement parler, d'établissements de bains, mais seulement deux châlets-restaurants qui en tiennent lieu, ce qui n'est pas suffisant pour attirer de nombreux baigneurs. Cependant quelques pavillons se sont construits dans ces derniers temps et peuvent recevoir quelques familles, mais en petit nombre.

Comme l'a fait remarquer M. le docteur Brochard et ainsi qu'il l'a écrit (¹), les Bains

(¹) *Des Bains de Mer de la Tremblade.* Paris. 1862.
Des Bains de Mer chez les Enfants. Paris. 1864.

de La Tremblade sont très-favorables aux enfants ; la disposition de la plage et la sécurité qu'elle offre, lui donnent de grands avantages sur les stations voisines ; en outre la vie y est calme et exempte de tous les plaisirs qu'amène le séjour dans les établissements plus confortablement installés.

Pour être exact, il faut rapprocher de ces dernières stations et de ces plages sablonneuses que baigne l'Océan, celles non moins agréables et non moins belles de nos îles d'Aix et d'Oleron. Inconnues, et recevant peu de visiteurs à cause des communications, difficiles encore, elles ont passé inaperçues, mais elles existent néanmoins et il serait désirable qu'elles fussent plus fréquentées.

L'île d'Oleron surtout, possède deux plages remarquables. L'une, au pied d'un petit village propre et coquet, St-Trojan, abrité des grands vents de l'Ouest par une magnifique forêt de pins et qui reçoit quelques rares familles s'habituant volontiers à venir passer leur saison de bains dans ce lieu calme et paisible. L'autre, d'une magnifique étendue, appelée *côte sau-*

vage, comprend toute la longueur de la côte occidentale de l'île. La mer y est là dans sa toute-puissance, et aucune description ne saurait donner une idée du spectacle immense, imposant de majesté qu'offre l'Océan vu de ce côté. Malheureusement l'aridité de la côte l'a rendue peu habitable, l'industrie n'y a pas encore apporté ses efforts et les gens du pays seuls profitent de cette heureuse situation. Mais il est évident pour ceux qui connaissent ces côtes que la mer offre là des ressources immenses ; car d'un côté par sa puissance, de l'autre par sa tranquillité, elle satisfait à toutes les indications possibles de la thérapeutique de la mer.

Après ces plages remarquables, mais inhospitalières, et peu fréquentées, nous trouvons des stations maritimes renommées et des établissements connus par leur luxe, leurs agréments, leurs plaisirs.

C'est d'abord Royan, qu'alimentent surtout Bordeaux et les pays voisins.

Les bains de mer ont transformé Royan et en ont fait une petite ville très-animée pendant la saison d'été.

« Placée à l'embouchure de la Gironde, qui est déjà la mer à cet endroit, la ville de Royan s'élève en amphithéâtre dans le fond d'une gracieuse baie, où les flots viennent doucement s'étendre sur un fond de sable uni et moëlleux. Depuis quelques années, depuis dix ans surtout, elle a vu bâtir de jolies maisons bien installées et toutes prêtes à recevoir les étrangers, des hôtels convenables et des promenades ravissantes. Elle possède des environs charmants avec de nombreuses plages toutes de sable doux et fin, des côtes pittoresques et par dessus tout, un casino avec son parc incomparable, ses bosquets, ses grands arbres, ses allées de tilleul et ses fourrés de charmille. Le casino est à bon droit la perle de Royan. C'est une merveille de la nature, dont les habitants ont d'autant plus le droit d'être fiers que les autres plages le leur envient, surtout Biarritz, avec ses rochers sous le grand vent du golfe, où rien ne croît, où rien ne peut vivre, malgré les efforts de l'art. » — E. d'Auriac.

Les anses sablonneuses, appelées dans

le pays *Conches*, propres aux bains, sont nombreuses. Mais les plus fréquentées sont la grande conche, la conche de Pontaillac et celle de Foncillon. Chacune a ses cabanes, ses guides et ses baigneurs.

La grande conche est aux pieds de la ville ; elle est unie, sans galets, formée d'un sable très-fin, mais les eaux y sont très-mélangées aux eaux de la Gironde, ce qui, nous le savons, n'est point une qualité.

La conche de Pontaillac, en vue de Cordouan, est battue par la mer et est très-recherchée, parce que la lame plus vive et plus puissante y est aussi plus active. C'est là qu'est toute la gaîté et la foule plus nombreuse.

La conche de Foncillon est réservée aux dames ; la plage y est moins belle, on y trouve des roches et de gros galets.

Le casino comprend un établissement d'hydrothérapie et de respiration à l'eau de mer pulvérisée ; mais, il faut bien le dire, le plaisir y est mieux ordonné que la santé, et c'est cela surtout qui rend le séjour à Royan agréable et recherché; et on y rencontre, en effet, plus de baigneurs en bonne santé que de malades.

Arcachon a une physionomie spéciale comme ville et comme station balnéaire. L'art et l'industrie l'ont créée de toutes pièces au milieu des dunes de sable et des pins maritimes et elle s'est élevée là comme par enchantement. Mais elle ne doit prendre place ici que comme station maritime.

On se baigne à Arcachon dans toute l'étendue de la baie ou bassin dont la vaste superficie mesure environ 15,000 hectares. La mer y entre par une ouverture ayant trois kilomètres à peu près. L'eau y a donc peu de mouvement, et sa pureté est douteuse surtout à la basse mer, car les eaux de la Lande y affluent de toute part. En outre, l'eau y est beaucoup plus salée que dans l'Océan.

Arcachon n'offre donc pas aux baigneurs les ressources des bains à la lame, et ne saurait convenir pour cette raison, dans la majorité des cas.

Mais la situation d'Arcachon, son climat en font une station particulièrement recommandable sous d'autres rapports. Et le docteur G. Hameau, dans ses études sur Arcachon, en a fait ressortir d'une façon spéciale les avantages.

Elle est donc moins recherchée comme station marine que comme station hivernale et à cause de ses forêts de pins dont les senteurs résineuses sont souvent utiles à quelques affections pulmonaires.

La vie y est dispendieuse; il est vrai qu'elle est confortable et élégante. Le casino, ou grand établissement, renferme de beaux salons, il s'y donne des fêtes brillantes.

Biarritz, qui est la dernière des stations de l'Ouest par sa situation géographique, en est la première par la vogue dont elle jouit actuellement. « C'est le Marly du second Empire et en même temps le point de fusion des deux nationalités française et espagnole, ce qui lui donne un cachet particulier. »

Biarritz, entièrement transformé depuis

quelques années, possède trois plages et trois établissements de Bains. La première, la plus au nord, est la côte du Moulin ou des Fous ; le rivage y est plat, le sable uni, la lame assez forte, et elle convient parfaitement aux baigneurs qui doivent se contenter d'une percussion modérée.

La seconde, côte de Port-Vieux, est abritée, et la lame y est moins sensible.

La troisième, plus au sud, la côte des Basques, est la plus grande ; mais la lame y est très-puissante et les bains y sont dangereux quand la mer est agitée. Il faut donc apporter, dans le choix de la plage, une certaine attention suivant les cas et les personnes. En outre, le climat de Biarritz ne permet pas toujours les bains. Au mois d'août la chaleur y est excessive et il est difficile d'éviter les transpirations abondantes, mais les mois de juillet et de septembre sont plus favorables.

Biarritz possède aussi deux établissements de bains chauds, mais ils sont assez mal installés.

Telles sont les plus importantes stations

maritimes de l'Ouest ; il est évident qu'il
ne saurait entrer dans notre tâche de dési-
gner d'avance les circonstances qui feront
préférer telle station à telle autre. A défaut
de conseils autorisés, ce que nous avons dit
de chacune d'elles, et les considérations mi-
nutieuses et détaillées dont nous avons accompagné l'étude des effets physiologiques
et thérapeutiques des bains de mer, pourront guider souvent le baigneur indécis,
dans la détermination qu'il devra prendre
et le choix qu'il pourra faire d'une station
maritime.

TABLE DES MATIÈRES

—

Chapitre Troisième

Chapitre Quatrième

Chapitre Cinquième

Chapitre Sixième

La Rochelle — Imprimerie Z. Drouineau.